MW00721278

与自我和解

SEI EIN ANGSTHASE!

〔德〕马里厄斯·格罗汉斯
Marius Grohans —— 著

高瑞丰 —— 译

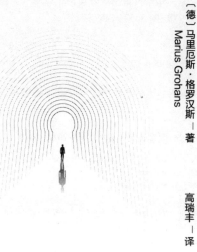

中国友谊出版公司

图书在版编目（CIP）数据

与自我和解／（德）马里厄斯·格罗汉斯著；高瑞丰译 . —— 北京：中国友谊出版公司，2022.5

ISBN 978-7-5057-5469-0

Ⅰ．①与… Ⅱ．①马… ②高… Ⅲ．①心理保健－普及读物 Ⅳ．① R395.6-49

中国版本图书馆 CIP 数据核字 (2022) 第 071719 号

著作权合同登记号　图字：01-2022-0640

书名	与自我和解
作者	［德］马里厄斯·格罗汉斯
译者	高瑞丰
出版	中国友谊出版公司
发行	中国友谊出版公司
经销	新华书店
印刷	河北鹏润印刷有限公司
规格	787×1092 毫米　32 开
	6 印张　90 千字
版次	2022 年 5 月第 1 版
印次	2022 年 5 月第 1 次印刷
书号	ISBN 978-7-5057-5469-0
定价	46.80 元
地址	北京市朝阳区西坝河南里 17 号楼
邮编	100028
电话	(010) 64678009

序言

亲爱的读者朋友：

本书包含了笔者所学到的有关恐惧的一切经历，并将逐步引导你进入一种新的生活。在这样的新生活中，你将不是通过逃避，而是通过接受来减少生活中的恐惧[1]。笔者特意避免使用"无畏"这样的字眼，因为这样的描述常常会适得其反。通过阅读本书，你可能会减少心中的恐惧，但却永远无法摆脱恐惧。这也决定了本书同其他书籍有着根本性的不同，我更愿意鼓励人们减少恐惧，而不是试图消灭恐惧。

在我们生活的社会中，恐惧往往是一个禁忌的话题，而这种消极的态度使我们一次又一次地被迫面对恐惧。就像所有其他的感受一样，恐惧也往往希望被人感受到。

---

1. 本书中的恐惧特指负面恐惧。——译者注，后续脚注均为译者添加，不再特别说明。

尽管从弗洛伊德[1]的研究中我们至少知道，压抑情感会产生深远且负面的影响，但是大多数人每天仍会这样做。

通过本书的描述，我希望能够尽可能地提供一种远离恐惧的新的生活方式。

我花了超过 6 年的时间来完成本书的写作。在这一过程中，经验、认知、挫败与成功一直陪伴着我。在检验自己所写的内容时，我写满了数 10 个笔记本，制作了相应的表格，在自己身上尝试了所有的内容，并又将其丢弃。直到最后，我才决定将所有的内容集结成册，让有相似经历的人免受不必要的痛苦。

我将在本书中全面、细致地讲述恐惧。为了完整描述，以下是我所使用到的一些方法，用以"自我诊断"我所经历的"疾病"。对读者而言，这些内容既不属于建议，也不是警告。

---

1. 西格蒙德·弗洛伊德（Sigmund Freud），奥地利心理学家、精神分析学家、哲学家，精神分析学的创始人，二十世纪最有影响力的思想家之一。

• 身心性疾病[1]

大约 7 年前，我开始着手研究恐惧。起初，我经历了由心理因素引起的生理症状，其中包括大部分被抑制的恐惧心理。我无法确定症状准确的开始时间，因为在我进入精神病院的前几周，我才开始认为这些症状可能都是由心理因素造成的。造成这样的结果，除了这些因素以外，还要归结于医生对精神病学的深入了解，并且受影响的病人自身也根本无法区分心理疾病和生理疾病。举例来说，压抑恐惧的心理可能会导致心肌梗死，而冠状动脉疾病也会导致心肌梗死。由于缺乏身心医学方面的信息，对于身心有疾病的患者来说，冠状动脉疾病更容易理解并且更加危险，因此他们着重于去消除生理因素而非心理因素。

不幸的是，这样做完全是治标不治本，人们关注了完全错误的病因，仅仅讨论解决生理疾病，而非心理疾病。在本书中，我还将讨论其他相关的症状。

_____

1. 也叫身心症，是指由心理引起生理的疾病。

• 焦虑症（广场恐惧症 [1]）

据我后来推断，我当时罹患了一种被称为"广场恐惧症"的焦虑症。对于这样一种焦虑症，由于已有对生理疾病（而非心理疾病）的恐惧，人们对那些引发"困境感"和"无助感"的地方或处境产生了厌恶的心理，这些地方或处境可能包括电影院、音乐厅或排队时等。在这些场景中，多数焦虑症患者会有明显的生理不适并且感到害怕，甚至引发疾病，例如导致心脏病的发作。

这些表象的恐惧加剧了原本的恐惧，形成了一种恶性循环。重要的是，人们往往不只相信自己可能经历心脏病发作或者窒息，而且百分之百确信自己就是会经历这样的过程。简单解释就是：表象症状看起来是真实的，由于对死亡的恐惧，大脑处于一种危险状态之中，并且将这些表象症状视为真实症状，从而产生了恐惧。这种恐惧加剧了原本的恐惧，进而形成了对死亡的恐惧。反复进行下去，就成了一种恶性循环。

---

1. 广场恐惧症是一种焦虑症，其特征是人们认为环境不安全并且不容易逃离而产生焦虑症状。

• 抑郁症

由于恐惧和其他相关因素的抑制，大脑不再能够分泌血清素[1]（简单理解为一种提振情绪的激素），以至于负面情绪无法平衡。最终，该激素的产生会在某些时候减少（减少的程度取决于抑郁的严重程度），导致人们无精打采、恐惧、沮丧并且寡言少语。在最糟糕的情况下，患者会试图自杀。抑郁症是当前世界上导致自杀的最主要的心理疾病。

• 恐慌症[2]

在某些时候，产生恐惧的强度和频率远超大脑所能处理恐惧的能力，这就导致了对恐惧的焦虑，使人们对死亡的担忧变得更强烈。在不同的时间段，人们可能会经历大约 5 到 10 分钟的惊恐发作。其中，我们对哪些症状的感受更强烈，相应的恐惧就会变得更强烈，以至于

---

1. 据研究，血清素缺乏的原因还有很多，包括压力、缺乏睡眠、营养不良和缺乏锻炼等。血清素水平降低会伴随压力和厌倦感，甚至会引起抑郁。
2. 恐慌症是一种焦虑症，特征为没有预兆地一再引发恐慌发作。恐慌发作是突然的短期强烈恐惧，可能包含心悸、流汗、手颤抖、呼吸困难、麻痹感，或非常严重的事即将发生的感觉。

我们认为自己已经死了 10 分钟，例如出现心脏病发作或窒息的症状时。这种"恐惧爆炸"进一步推动了抑郁症的产生。

我由衷地希望读者的恐惧程度能与我当时不同。如果你有相同的感受，本书肯定能帮助你进行治疗，我希望你现在已经准备好了。如果不是这样，那么本书仍然可以帮助你更接近你的恐惧，从而减轻它。即使恐惧现在已经无法对我的生活产生负面影响，我仍旧会在生活中使用本书所提供的一些练习。

本书的叙述结构如下：

在本书的第一章中，你将会学到一些你所需要了解的有关恐惧的知识。在我看来，这个过程不仅难以置信地令人感到有趣，而且还消除了对未知或神秘事物的恐惧。这些恐惧往往会让我们觉得更加害怕。你会了解到，恐惧是我们所有人都会有的一种自然感受。然而，造成决定性差异的是我们对待恐惧的方式，也就是我们对待恐惧的态度，因为错误的态度正是导致我们不得不一次又一次地面对恐惧的根本原因。在本书中，我们将逐渐把对待恐惧的敌对态度转变为友好态度，最终让恐惧仅仅成为一种感觉，就像其他任何感觉一样。除此之外，我会运用一种适当的方式来解释身心医学相关的基础知识，让这个虽然重要但却在当下社会中还未成熟的话题能够被每个人接受。你将看到思想如何影响你的身体，以及你的身体如何影响你的思想和感受。这两者将成为我们用以解决恐惧的利刃。

在本书的第二章中，首先将讨论导致大多数表象恐惧产生的恐惧基础。我将向你展示我们用以保护自己免受这些恐惧影响的一些保护策略，以及如何培养正念的态度，这种态度正是我们用来削弱所有恐惧的基础之一。通过本章，你将学习如何控制恐惧感。

接下来我将向你介绍"内在成人"，它也被称为脑音或有意识的想法，也是一种我们自身可以主动触发的思考。我们将用这个"内在成人"以一种谨慎、易于接受的方式处理我们内心的"胆小鬼"，这个"胆小鬼"往往代表着我们面对的所有恐惧。

紧接着是一些有效的关爱策略。当我们首次尝试同内心的"胆小鬼"分离时，通过这些策略的帮助，"内在成人"的心理将会更加强大，这样你就不再生活在恐惧之中。接下来，你就可以同"胆小鬼"建立一段充满爱的关系，你将与恐惧心理一同生活，而它将不再控制着你。

在本书的第三章中，我们将继续接受恐惧心理，识别潜在的危险，并学习如何处理它们，这样通往恐惧的道路就不会被阻挡。我们最终将打破恐惧的心理循环，识别并避免恐惧被放大，选择削弱恐惧，使恐惧心理不再扮演危险的角色。

通常，我将恐惧分为3个部分：恐惧形式、基础恐惧、恐惧事件。

在本书中，你将会学到如何削弱并最终消除恐惧形式、基础恐惧和恐惧事件，以便让生活变得更快乐，做你真正想做的事情。

举一个实际的例子，就可以让你明白我想表达的意思：

我的一个病人非常怕死。

恐惧形式：失控

基础恐惧：死亡

恐惧事件：冒险、经历、疾病

另一个病人恐惧社交。

恐惧形式：拒绝

基础恐惧：亲近

恐惧事件：约会、性爱、争吵

我们主要在本书的前两章中讨论基础恐惧。此外，我还将向你展示一些想象性的练习，以便让你每时每刻都能做好充分的准备。

也许此时此刻，我所描述的一切内容仍像天书一样晦涩难懂。请不要困惑，我会一步一步地引导你读完这本书，就像我引导别人一样。当然，这个过程其实也是在引导我自己一步一步地走向一个不那么焦虑的生活。我将详细解释每一个部分，并为你提供一些适当的练习。

面对恐惧时，请慢慢来。行为的改变往往是需要时间的。这就像健身一样：你训练的强度越高，那么你就能越快看到身体的变化。只不过，有时你并不能立竿见影地见到恐惧是如何减少的，就像你也无法在锻炼的过程中，立马看到肌肉增多。如果你选择相信自己，那么你依旧会感受到变化；如果你把对恐惧的处理看作是一场游戏，那么你就会保持动力，而不至于半途而废。

现在请允许我用"你"[1]这个称呼，因为这样可以更亲近地称呼你和你内心的那个"胆小鬼"。我也选择使用男性化的称呼来方便阅读。当然，无论性别、出身或性取向如何，每个人都应该感到被正确地称呼。

我建议你不仅要把我所提供的练习记在脑子里，还应该把它写下来。最好能有一个笔记本，你可以在上面做笔记。写下练习的相关内容不仅能让你锁定它们，还能帮助你更从容地应对它们。这对于克服恐惧心理尤为重要，因为这并不是要迅速取得成绩，而是一个缓慢而

---

1. 德语中，一般书面性第二人称采用敬称（您，Sie）。此处本书作者特别选用非敬称（你，Du）来进行表述。

专注地处理你的情绪和思维模式的过程。

在本书中，我使用下面这种分隔符来标识我提供的建议，这时候希望读者能做一些相关笔记：

==

当然，你也可以把你的答案记在脑子里。不要强迫自己去遵守任何你觉得不舒服的规则。当你在纯粹地"思考"的时候，就像你用笔写下答案一样，它也是一段深刻和详实的过程。

目 录
CONTENTS

1

2 | 第二章
策略：用对方法，从恐惧中突围

3 | 第三章

行动：接受恐惧，与自我和解

→⟫⟫⟫→　第一章

认识：恐惧阻碍了我的生活？

"我的朋友们总认为我是个疯子，但我并不是。如果他们不再有那么多恐惧的话，那么他们也是我现在的这样！"

——约翰尼·德普[1]

在你捧起这本书时，想必你的恐惧正在妨碍着你的生活，或者你单纯地希望能够减少恐惧。你已经做出了改变性的决定，这一步本身就是一个很大的改变。现在，你需要扪心自问，到底是什么阻碍着你的生活。

是什么样的问题，让恐惧阻碍着你的生活？不要着急，仔细思考一下。

---

1. 约翰·克里斯托弗·德普二世（John Christopher Depp II），昵称约翰尼·德普，美国男演员、电影监制和音乐家。他曾得过金球奖和演员工会奖最佳男主角。

这些问题或困扰往往具有鲜明的个人特色。世界上没有人会有跟你完全相同的问题，而这些你所关心的问题，都与你过去的经历和如何对待它的态度有很大的关系。例如，当你还是个孩子的时候，如果你常常独自面对恐惧，那么就会形成一种危险，即你内心形成了一种对恐惧的冷漠态度，并且对那些当时让你感到不堪重负的恐惧产生了被压迫感。

此刻，我们并不想责怪你的父母让你独自去面对恐惧，但重要的是，你需要认识到，你对待恐惧的态度已经在某个时候形成了，并且这种态度也可以再次被改变。

当你感到恐惧时，你的父母是如何对待你的？你感到孤独吗？

你对当时所面临的状况感到不知所措吗？

在什么样的情况下，你想成为自己的"守护者"，这样你就不会受到恐惧的支配了？

孩子往往依赖保护他们的父母，因为孩子并没有能力保护自己。当孩子独自面对恐惧时，他们不仅会对恐惧产生消极的态度，而且会在自己和恐惧之间构筑起一道"防护墙"。

这两种处理方式的目的都是确保孩子再也不会被迫去面对恐惧和感到无助。不幸的是，这两种处理方式甚至在我们成年后依然存在，即使那时我们已经可以进行自我保护了。

作为一个成年人，你有时会感到自己被恐惧支配吗？你希望有人能够照顾你，并给你带来安全感吗？

认知构筑了一道防止恐惧的"墙"

　　你的认知是你人格中成熟的一部分。你清楚自己的年龄、能力，并且知道你不再被父母所保护。你意识到可以保护自己了，并能给自己带来所需要的安全感。这一切都源于你的认知。而你的认知与许多恐惧心理不同，它不再是处于孩提时期的认知。

　　幸运的是，随着年龄的增长，你的认知经验会变得更为丰富。它能够判断你现在是否真的在客观上处于危险之中，抑或只是你主观这样认为。在本书中，我们将刻意地利用我们的认知，使之成为一种优势。有时认知也会误导我们，但这只会出现在我们心甘情愿让它控制我们的生活的时候。

重要的是，你需要意识到你能够控制自己的生活。你可以有意识地做出任何决定，而且你也不必去做头脑中认为正确的事情。头脑中认为正确的事情往往基于社会普遍认知，不幸的是，这些普遍认知很少能够满足我们的本愿或梦想。此外，正如我前面所提到的，我们的认知正在构筑起一道"墙"来试图保护我们免受恐惧的伤害。

改变对内心的"胆小鬼"的态度

为了刻意利用你的认知来削弱恐惧的影响，我们需要塑造一个具象化的"对象"。我们选择利用你内心存在的那个"胆小鬼"。他承载了你一生中所能遇到的所有恐惧。我们利用"胆小鬼"这一具象化的对象，主要基于如下几个理由：

• 当你用"你"的口吻来说某事时，你就会产生一种（对恐惧的）距离感。反之，这种恐惧心理就会一直保留在自我意识中。

• 我们避免将认知（思考性）与恐惧心理（即"胆小鬼"）混淆，以免你自己"自言自语"。

• 你可以学到与自己的认知保持距离，而这正是我们希望你做的事情。

"胆小鬼"代表着你内心所有的恐惧，并且在你的成长过程中会发生变化。在认知行为疗法[1]中，这被称为"内在小孩"。广泛的研究已经多次证明了这种疗法的效果，而我本人也取得了令人难以置信的进步，这就是我将这种疗法记录在本书中的原因。"这个孩子"仍然是个"胆小鬼"，因为我们不希望你停止恐惧，而是要改变对恐惧的态度。这是我们摆脱他们对你生活的影响的唯一办法。

所以，"胆小鬼"永远都是"胆小鬼"，这并没有什么问题。如果你已经改变了对他的态度，那么你会为拥有这样的"胆小鬼"而自豪，因为他远没有你所了解的和你现在所想象的那么可怕。

在本书的最后，你会友好地对待你内心的这个"胆小鬼"。这样你就可以坦然地面对恐惧并解决它们。从此，不会再有什么来阻碍你的生活了。

---

1. 认知行为疗法（CBT）是一种心理治疗的取向、一种谈话治疗，以目标导向与系统化的程序，解决丧失功能的情绪、行为与认知问题。

3 个方法，转移对恐惧的注意力

现在让我们来看看，你的"胆小鬼"究竟在怕什么。这些往往是产生于你童年时期的"基础恐惧"。它们是我们生活中所有恐惧问题的主要原因，因为它们，我们有了"外部控制"的感受。

请写下你当下所面对的所有恐惧场景。不用着急，慢慢思考一下。

为了更好地帮助你理解恐惧的场景，我在这里罗列了我们可能会面临的一些常见恐惧。回答问题时，请保持坦诚，就像对待你的其他感受那样。

•未来

- 失败

- 改变

- 充满期待

- 亲近

- 失去控制

- 死亡

- 疾病

- 失业

- 寂寞

- 争执

- 恐怖袭击 / 战争

- 单纯的恐惧

恐惧本身既不强大，也不特别。每个人都会有这样的感受，即使我们可能并不总是能察觉到它。在后面，我们会学习一些强有力的保护策略，这些策略以极端自我克制的方法来取代恐惧心理，甚至使它们难以被察觉，目的就是让恐惧变得无法被人们感受到。

你会发现，无论你如何努力去战胜恐惧，它们并不会消失。恐惧并不会被单纯地克服，而是不断地回到你身边，出现在一些不恰当的场合中，从而逐渐给你的生活制造更多的麻烦。

你已经了解了你最大的恐惧。

现在你的感受是什么样的？

你感到害怕吗？

或是感到惊恐？

还是说你早已经察觉到这些恐惧了？

你认为这些恐惧在你生活中扮演的角色是正常的吗？

还是说你认为你自己似乎是个特殊的个例？

面对恐惧，不作为往往是错误的。每个人的情况都不一样。面对恐惧，人们有时候会惊恐、意外或抗拒，但这往往会产生更多的恐惧，因为人们会感到头晕目眩或更加不知所措。当你面对这些恐惧而感到强烈的压迫感时，你需要休息，这完全可以理解。在你的一生中，你每时每刻都在驱离你心中的恐惧感。我这里恰好有一些方法，当你感到不知所措时，它们可以快速分散你对于恐惧的注意力。这些措施不仅对恐惧有效，同时也可以作用于更强烈的惊恐，因为它们会尝试让你专注于其他事情，来让你的大脑"忘记"恐惧感（但是这不应该成为一种永久性的方法，只是对当下或许是有必要的）。

方法 1：留心你当下的处境和感受

从精神上或字面上去观察你感受到的东西。从自己的内心深处去挖掘你所感受到的、看到或觉察到的一切。例如，"我看到了一台电视""我看到了一本书""我看到了我的手""我看到了我的鼻子"。接下来，尝试描述你刚好听到的声音。去仔细聆听每一种细小的声音，你能够把所有的声音捕捉到吗？或者描述所有你能闻到的味道和尝到的东西。动用你的感官去感受一切。

方法 2：专注于你的呼吸

不要试图去改变你的呼吸节奏，也不要试图去控制你的呼吸。通过计数的方式来留意你自己的呼吸。数到"1"，吸气。数到"2"，呼气。数到"3"，吸气。以此类推，当数到"10"的时候，再重新开始练习。这样的练习能够在短暂的几十秒或者一分钟内让你完全放松。

方法 3：缓缓闭上眼睛直到什么都看不见

想象自己现在是一头牛卧躺在草原上。然后像牛一样用舌头舔舔自己的嘴巴。将外在的放松传递到内心深处，这样会让你感受到无法想象的放松。持续练习一到两分钟。

恐惧往往是我们生活中一切问题的原点。恐惧引起的疾病只是冰山一角，在它的下面往往隐藏着更为巨大的恐惧，那是我们并不想看到或看不到的东西。

在 1 到 10 的评分中，描述你害怕面对恐惧的心理程度。

在 1 到 10 的评分中，描述你希望削弱这些恐惧的迫切程度。

当意识到自己有何种恐惧时，每个人的反应都是相似的，有时感到不知所措、无助，也会表现出胸闷、头晕或者是胃痉挛。有些人试图绕着街区跑步、散步或者独自坐在树下缓解。这都是很好的办法，我自己也会这样。

面对恐惧，你现在感觉到你有什么反应？（生理上或心理上）

克服恐惧的 3 个阶段

我注意到，对恐惧的"了解"过程与伤痛阶段是相似的。这非常容易理解，因为你体内的某种东西会消亡，即对恐惧的消极态度。而它在消亡的过程中势必会带来伤痛。除此之外，原本用来保护你免受恐惧威胁的"墙"正面临坍塌的威胁。以下一些克服恐惧会经历的阶段可能会出现，也可能不会出现。

阶段 1

首先是感到震惊。许多人不愿意承认，他们确实背着那么多"恐惧包袱"，而这些恐惧正严重阻碍着他们的生活。你可能需要几天的时间才能克服这种冲击感。就让它们继续存在吧，等你准备好以后，这些感受就会渐渐过去。

阶段 2

随后出现抑郁。这可能与忧虑或者抑郁症相关。大部分人在此阶段都会东想西想，我也会这样。慢慢去接受这样的现实吧，因为这种抑郁的感受总会过去的，并且也是一个良好的过程。这表明，你是真真切切地想克服这些困难。

阶段 3

现在，接受这一现实带来的可能性变得更清晰了。新的积极态度正在涌现。你可以看到你的恐惧是如何限制你的。如果你不那么害怕，那么它又对你意味着什么。你的生活会变得完全不同，你将逐渐去实现你的梦想，而不仅仅让它变成空想。你最终敢去尝试坐坐过山车或者去跳伞了。越来越多的事物你都愿意去尝试，你也逐渐会去期待他们。

当你克服恐惧心理之后，你期待着什么？
你有什么宏大的愿望、梦想或目标？

在此，我唯一能向你保证的是：虽然我无法保证那些让你感到幸福和满足的愿望一定能实现，但是当你的恐惧不再妨碍你前进时，你就会慢慢地去接近这些梦想，因为很多恐惧是人们无法实现理想的唯一根本原因。

而不是因为：

• 缺乏动力：这在很大程度上取决于你对于梦想的想象力。

• 资金短缺：有许多方法可以让你获得金钱来满足你的愿望，只是当下你还可能不知道罢了。

• 社会因素：那些不支持你实现目标的人，你应该质疑他们在你生活中的地位。

• 智力问题：创造力和激情不需要智慧，而需要奉献精神和兴趣。

你认为你被什么东西束缚了，从而使你无法做出决定？

还是说你的恐惧已经占据了太多，以至于你甚至不知道自己的梦想、目标和愿望？

恐惧的感受发挥着重要作用

既然现在你已经对一些恐惧有了初步的认识，并且看到了它们如何影响你的生活。接下来，我想告诉你恐惧的真正内涵。如今我们面对了太多的恐惧，我们必须充分认识到，恐惧的感受发挥着至关重要的作用，它并不是毫无意义的。

除此之外，对于认知来说，我们最大的恐惧往往是对事物的无知感。我们所不知道的一切都会让我们感到恐惧。这是人类的本性。

当我们害怕面对自己的恐惧心理时，往往会得到与实际所追求的完全相反的结论。所以我们应该尝试去与恐惧心理建立友好的关系。

将我们的恐惧心理表述成一个"胆小鬼"，仅仅只是管理恐惧的一种简化措施。实际上，恐惧心理在你的头脑中有着一整套完整的体系，这使得它与其他的感受有着本质的不同。这就是恐惧心理能够改变我们的生活态度的原因。在真正面临危险的情况下，这一套处理体系发挥着重要的作用，因为它往往关系到我们的生死。

当真正面临这些生存问题时，处于危险的情况下，我们的大脑会在瞬间从这三种反应中选择一种：反抗，逃避，抑或呆住。

你了解这些反应吗？

你的典型反应是什么？

我们都有自己独特的反应特征，也总是按照这些反应去采取行动。我们几乎总是这样做，这在很大程度上取决于我们的个性。

反抗意味着争执与讨论，逃避代表着保持一种距离，呆住则意味着我们对行动选择无视，就傻傻地呆在那里，什么也不做。

恐惧反应是如何触发的？

这些反应究竟是如何触发的？我们脑子里究竟发生了什么？我现在向你展示恐惧是如何触发的。

可能 1：感知

你的"五感"让你感觉到一些让你害怕的东西。

当你看到、听到、闻到、尝到或者触摸到什么东西时，你最终害怕的是什么？

你是先质疑你的恐惧，还是只是下意识地感到害怕？

感觉

某种感觉被触发了，在这种情况下，你就感受到了恐惧。它跟随行动的速度如此之快，以至于有些人几乎从未觉察到这种感觉。

反应

一旦你意识到或认为某件事让你感到恐惧，以下的情况就会发生：

- 下丘脑[1]意识到有危险。
- 杏仁体[2]（恐惧中心）被激活。
- 杏仁体的"中心灰色带"引发了对死亡的恐惧。
- 下丘脑的"侧核心"触发交感神经系统[3]。
- 交感神经的激活，提升了应激必要的器官（心脏、肺、肌肉）的功能，并抑制了那些不太重要的应激器官（胃、肠）的功能。

---

1. 下丘脑，是调节内脏活动和内分泌活动的较高级神经中枢。
2. 杏仁体，又称杏仁核，是边缘系统的皮质下中枢，有调节内脏活动和产生情绪的功能。引发应激反应，让动物能够挺身而战或逃离危险。
3. 交感神经系统，负责调动身体的资源来应对环境的压力。

• 危险结束后，副交感神经[1]被激活，交感神经功能恢复正常，器官功能恢复正常。

可能 2：思考

思考也会引发恐惧反应。例如，如果我们想到自己的老板对我们大喊大叫时，同样的恐惧反应就会被触发，就像在感知中描述的那样，我们的大脑无法在危及生命的状况和非危险的状况之间做出决定。因此，我们需要帮助它实现跨越。

以下练习仅适合没有焦虑症或恐慌症的人。如果你患有以上症状，那么我请求你跳过这一部分，因为你们已经知道，单凭一个思考就会引起你们的恐惧。

许多人认为恐惧先出现，然后才进行思考。这是不对的。对于恐慌症或焦虑症患者，他们即使想到过去已经出现过的恐惧状况，也会立即引起恐惧。这种影响已经成了"条件反射"。为了给你们展示这一情况，我现

---

1. 副交感神经系统，有于休眠时负责补充修复的功能。

在请你们做以下事情：

- 读完练习后，请闭上眼睛。
- 想象一个让你害怕的场景，真实地进入这种场景，仿佛它真的发生一样，并准确地描述正在发生的事情和你的感受。
- 描述一下当时的情况。
- 观察你的身体反应。

你有什么感觉？

恐惧与潜意识有关

现在，对情况的处理方式就存储在你的潜意识中。我们无法感知潜意识中发生的一切，否则我们可能在几秒钟之内发疯。[1]

所以，意识把所有未经过滤的信息传递给了潜意识。

意识（未过滤）→ 潜意识

潜意识也通过过滤的形式向意识提供信息（思考）。为此，它使用迄今为止所记录到的一切，包括情感、思想、

---

1. 因为大脑中的潜意识非常丰富且多变，如果全部被感知到，大脑无法处理，从而导致崩溃。

经历、个人价值观、个性、信仰等。

潜意识（过滤）→ 意识

在本书中，你将学习意识如何正确地思考，以此来永久地改变你的恐惧和潜意识。它会改变你的行为，从而改变你的整个生活。

我觉得这听起来非常有希望。

展现对待恐惧的消极态度

正如你们所知道的，我们的认知更乐于去评价、评判和责备。同样，它也能评价、评判和责备我们的恐惧心理。因此，我想在本章向大家展示我们对恐惧的消极态度。因为，同往常一样，识别自己的行为很重要，这样我们才能够去改变它。

当你想到恐惧时，你的脑海中想到了什么？
有意识地评价或责备这些想到的内容。

如果这对你来说有困难的话，请你把恐惧想象成一个人，想象他承载了你所有的恐惧情绪。

请至少写下 5 个词汇。

这些评价导致了你对待恐惧的态度，就像你在乎别人可能对你做过什么一样。如果你因为恐惧而感到压抑，你可能会把它评价为"可恶的"或"糟糕的"。

・现在你可以想象一个带有你所有恐惧的"胆小鬼"。

・你认为对他保持消极态度就会让他消失了吗？还是他变得更强大了，现在似乎入侵了你生活中越来越多的领域？

・想象一个你逃避的场景，因为你太害怕了。你想冲破这样的境遇，可是你真的太害怕了。

・你如何评价那些一直阻碍你生活的恐惧心理？

・如果你生命中最重要的对象（这里指你内心的恐惧）就在你身边，在每一次危及生命的情况下都救了你，那么你还会觉得他是令人排斥的、招人讨厌的、糟糕的、可恶的或不必要的吗？你会感到高兴吗？还是你生他的气，拼尽全力去对付他？这就是你对恐惧的感觉。

・如果这种消极、负面和敌对的态度至今都没有效果，那么我们是否应该去尝试一下相反的态度？

压抑恐惧，潜意识会被 "感染"

你已经看到，感觉总是跟在思考之后。因此恐惧产生于"我害怕"这个想法之后。所以，当你想到你害怕的东西，或者你觉察到引起你恐惧的东西时，恐惧就来了。如果你对恐惧选择拒绝时，那么接下来就形成一种所谓的"压抑"了。

我们会压抑很多东西，有时这也是必要的。我们经历的事情太多了，如果完全接受这一切，我们反而就会不知所措。恐惧同样可以被压抑，但是这可能会产生负面的结果，因为它会"感染"我们的潜意识。

- 恐惧（点）被触发。
- 恐惧被感知。

· **恐惧被压抑。**

· **恐惧"感染"潜意识。**

现在恐惧从你的意识中消失了。但是，直到那种被压抑的恐惧向你"报告"为止。这可能会在心理上或生理上发生。后面你就会逐渐了解。

压抑可能会带着不同的面具，我将在第二章逐步给你介绍。对恐惧的消极态度也是一种压抑。有些方法我们能感知到，有些却并不能。

给"胆小鬼"写一封信

我想请你写封信给你的"胆小鬼"，你可以将它具象化。没有什么是你不能告诉它的。把你所有的感觉和想法都说出来。

以下是写给我内心的"胆小鬼"的一封信：

"嘿，朋友。总有人告诉我不要去做什么事。如果我真的想成为一个男人，那我就应该停止哭泣，去战斗。我不应该只是去想，而是应该去行动。因为我害怕，所以我什么也不想做。但是我还是必须去经历这些，因为你始终都在那里，并没有离开。因此我恨你！你的存在，致使我犯错误。我没有告诉别人我的真实想法，因为我害怕他们的反应。当我被欺负时，我没有选择去斗争，而只是'妥协'。我没有告诉我的继母，我恨她，因为我害怕她的反应。

我提早退学而去当学徒，是因为我父亲要求我这样做，而我很害怕他会为此恨我。我总是从事那些我讨厌的工作去赚钱，因为我害怕变得贫穷或者失业。我并没有从奥乐齐超市[1]辞职，因为我害怕别人会因此而议论。我没有结束一段所谓的'友谊'，因为我害怕这些朋友会做出什么反应。我害怕建立一段真正的关系，因为我不想被束缚。我一点都不希望你的存在，但是你就是在那里。你真是无处不在！"

现在请你也写一封信给你内心中的"胆小鬼"。

━━━━━━━━━━━━━━━━━━━━━━━

或许你在童年时就学会了不能公开表达自己的感情，尤其是表达恐惧。这种"禁止"常常被孩子们等同为不再害怕。在成人时，这种态度仍保持着。然而，我们不

---

1. 奥乐齐（ALDI）是德国的一家廉价连锁超市品牌。

可能没有恐惧，因为它是我们个性的一部分。它使我们具有人性化和生存力。即使是世界上最强壮的人也会恐惧。只有当他们面对自己最深处的感情时，特别是那些能给他们带来最多问题的感受，他们才会真正变得"强大"。

如果你不试着害怕，那就会变得更恐惧。这听起来似乎很奇怪，但不幸的是，这确实是真的。恐惧也会出现在其他的领域中，只要你认真观察，就能发现很多人同样经历了这些，我也不例外。

用积极的态度欢迎恐惧的到来

想象一下，在一个佛寺中，大约有 20 名僧侣，多年来他们每天冥想打坐超过 14 个小时。他们感觉好极了，开明了。他们知道这些功课已经使他们成了真正的僧侣，现在没有什么能把他们从宁静中移走。

某一天，僧侣们正坐在饭厅里吃晚饭。突然，大厅的门砰地打开了，一个比死神还可怕的怪物走进了大厅，发出震耳欲聋的尖叫声。它的牙齿异常尖锐，身上长满了细长的尖刺，爪子比用来切菜的刀子还锋利。

一些僧侣吓得偷偷地躲在桌子底下。有些人向怪物投掷着食物并大声嚷嚷着"滚出去，你这个怪物"。还有些人尖叫着"救命啊，快跑啊"。怪物突然变得更大了。

它的头、胸、四肢和爪子都变得越来越大，越来越恐怖。因此僧侣们的尖叫也越来越大。于是，怪物也变得更恐怖，如此反复下去。

这时候，一个僧侣从后面走了出来。站在这个庞然大物面前，并说道：

"你好，朋友。很高兴你能够到来，我可以给你弄点吃的吗？"

怪物走到他的面前，变小了几厘米。它冲着僧侣大喊大叫，露出尖利的牙齿。然而这名僧侣并没有感到害怕。

"你这是同意的意思吗？你可以点点你的头，这样才能帮助我理解你的意思呀。"

其他的僧侣们都躲在桌子底下，这时候怪物又突然变小了。

"我们这有新鲜的水果和蔬菜，很好吃的。"

怪物又变小了。

"你吃素吗？如果不吃素，我们也有肉。"

怪物变得更小了，比僧侣们还小。其他的僧侣们正缓缓从他们躲藏的地方爬出来。

"来吧，我带你参观一下我们的厨房。"那名僧侣边说边带着像麻雀一样大的怪物走向了厨房，对里面一群惊讶的僧侣微笑。

怪物象征着恐惧。僧侣们对恐惧都保持着消极态度，你也可能会这样。事实上，当我们欢迎恐惧时，恐惧就会减少；当我们排斥恐惧时，恐惧就会增多。

当下你内心的怪物就是"胆小鬼"。你已经看到了，你对他的态度不是积极的，因为你还没有学习其他的方法。恐惧的感觉令人不快，所以这也促使我们去排斥恐惧。不像其他的感觉，比如快乐、爱或者感激，恐惧不会在我们体内产生快乐的荷尔蒙，因此不会让我们感到愉快，以至于我们并不想保留这种感觉。

让我们来看看我们的"胆小鬼"发出的信息吧，以便我们能够识别他们。这些信号将在后面的几个练习中帮助我们。

识别恐惧信号

心理治疗学家马提亚斯·恩嫩巴赫（Matthias Ennen-bach）提到"心身医学是我们所有人的功能"。事实上，所有的心理影响都会转移到我们的身体上，所有的生理影响也会转移到我们的精神上。大多数人只关心外在（塑造外形），而往往忽略了内在（提升心灵）。不健康的心理也会影响身体，因此你也需要在身体层面上认识和解决心理问题。

基本上，正如你们所知道的，身体的任务是认识恐惧，并转换为身体功能，以便让人们能够尽可能安全地逃离这种状况。

从我个人经验中很容易理解，这些信号为何如此强烈，以至于它们会变成一种慢性疼痛，而你不会将其同恐惧联系在一起。因此，有三件事非常重要：

- **意识到当你害怕时，信号就会产生。**
- **意识到当你拒绝恐惧时，信号依然会存在。**
- **意识到当你接受恐惧时，信号就会消失。**

如果我们害怕，信号就会出现。这是必然的，而且完全没有问题。但是如果我们排斥内心的恐惧，一些信号就会继续存在并固化。以下是一些典型的恐惧信号：

呼吸紧促

心脏早搏

胸闷

胃灼热

心跳剧烈

腹痛

多汗

背痛

颈部、肩部疼痛

我们已经了解到，压抑这种"不想要的恐惧"，会在其他领域引起恐惧，因为我们的潜意识试图让恐惧在生活中的所有可能情况下都变得可见。它想引起你的"注意"，但你却反抗和拒绝，并告诉自己"已经过去了，不要害怕"，然后继续前进，就像什么事情都没有发生过一样。如果你是这样的心态，我可以向你保证，是行不通的。基于心身医学的分析，恐惧不仅是一种心理负担，同时也是一种生理负担。

建立自我肯定的新信念

我们在本书中要讨论的恐惧，来自于你对它们的消极、负面的态度。这种态度是由你过去的行为、思考和感觉所构成的。

你的态度是由你的信念决定的，也就是说，你并不想去看世界的本来面目，而是只想看你所认为的样子。这些想法被称为"信念"。这些信念是你态度的一部分，因为它们是由你的生活环境、经历和认知创造并巩固的。这些信念是你们对如何看待外界和自己的一种回答。它们是独一无二的，因为没有人能像你这样看待事物。

思考、感觉→态度

更多的态度→信念

更多的信念→感知

怎样利用这些信念来改变你的旧有态度和信念，以及你对恐惧的感知？我给你们罗列一些与恐惧相关的常见信念，它们不仅对你的自尊心有负面影响，还会制造你的恐惧。

从每一部分中找出最适合你的信念，并将其写下来。

我不行！

我一文不值！

我很坏！

我很丑！

我太胖了！

我真没用！

我真笨！

我不够好！

我一无是处！

我是大家的负担！

都是我的错！

我不如别人！

我不应该活着！

我软弱无能！

我老是做错事！

我必须压抑我的感情！

我不愿意！

我不能相信任何人！

我很孤独！

我必须把我的愿望藏起来！

我总是要保持和蔼可亲！

我必须达到所有的期望！

我不能去做我认为正确的事！

我必须照别人说的做！

我必须要完美！

我必须表现得很好，否则就会受到惩罚！

我要坚强！

我什么都感觉不到！

我不能让别人失望！

我一定是最棒的！

我必须什么都靠自己！

男人都是坏人！

女人都很卑鄙！

每个人都在反对我！

我总想打架！

这是有规矩的，必须要坚守！

生活索然无味！

先工作，后享乐！

有些信念似乎使我们每天都忙忙碌碌，负担沉重。认识到这些信念很重要，因为这样的话，我们以后就可以改变它们。

即使你现在可能没有意识到信念背后的恐惧，我可以向你保证，恐惧总会扮演一定的角色。所有的信念都与我们恐惧的基本形式有关，即：

- 害怕失去控制。
- 害怕被拒绝。
- 害怕失败。
- 害怕失去。

这些基本形式制造了我们所有的基础恐惧，而这些恐惧又反过来制造了我们的恐惧事件和其他破坏性的感觉，例如愤怒、仇恨、妒忌、羞耻和醋意。如果我们被别人嘲笑，就会感到羞愧。如果我们不能通过考试或者被解雇，就会感到毫无价值和悲伤。

如果我们失去了一个重要人物，我们会感到悲伤。开端往往是我们的信念、态度和知识，即我们看待情况的方式。我们如何去面对，以及我们如何去看待，都是可以被改变的。

信念转移的过程大致如下：

- 你当前的"胆小鬼"会把一系列负面的信念（例如"我一文不值"）传递到你的身上，以避免感受以前的心理痛苦（例如拒绝、惩罚、禁止等）。

· 你目前的自我将按照消极的信念行事。

· 你目前的"胆小鬼"感觉得到了证实，现在继续保持恐惧，消极的信念将得以保留。

因此，触发你行为的不是恐惧场景本身，而是你信念的投射。

"我是个毫无价值、胆小的人。"

如果你了解你的信念，就可以在以后改变它。

"我是个有价值、勇敢的人，并会与我的感受，尤其是恐惧感受建立起联系。"

这改变了你内心的"胆小鬼"的态度，你的行为和以前不同了。

"我可以做任何我想做的事，跟以前完全不同，我以前实在是太害怕了。"

这也意味着，只要你不改变旧有的信念，继续忍受它背后的恐惧，你就不会实现你真正想要达到的目标。

通过本书，你最终会得到一个新的信念，例如：

"如果我继续排斥我的恐惧，仍继续相信自己一文不值，那么我将不会成为一个成功和快乐的人，即使我想变成这样。"

你想要的和你正在做的事情之间存在着内在的矛盾。

例如，你开始质疑你过去的态度，就像：

"我希望成为一个成功和快乐的人，然而，我的恐惧和信念阻止了我这样做，这样值得吗？"

这种危险的情境叫作"认知失调"，它常常是抑郁症等精神疾病的基本触发因素。

因此，你可以通过新的思考、新的选择和新的行动，将你的新行为融入你的生活之中。

一个新的个性出现了。

重要的是你要明白信念就是你已经内化的思想，即你认为这是你的想法告诉你的内容。然而，这些想法，例如"我一文不值"，一部分反映了你的父母缺乏的能力或者在你之前的社会环境中存在的其他问题。这只是一种想法，只是你相信或者你的父母、其他人始终向你强调或者他们相信的内容。

你可能并没有在某个时候去质疑它。"我一文不值"这样的信念变成了一种态度、一种确信，并最终成为你感知世界和你自己的方式。这个世界上没有人是一无是处的，每个人都有他的价值。你的父母或者环境常常通过某些理由来否定你的价值，以此来体现他们自身的价值。他们会从贬低他人的过程中获取自己的快乐和愉悦。那么孩子往往就成了下一个受害者。

选择与你的消极信念完全相反的 4 个积极信念，并把它们写下来。

以下是一些例子：

我很有价值。

我感受到了爱。

我可以害怕。

让我失望吧。

让我发表意见吧。

我应该有好运。

我看起来不错。

我毫不客气。

我很聪明。

我可以成为负担。

我可以请求帮助。

我可以生气。

我很好。

我很可爱。

把 4 个新的信念写进你的笔记本中。

试着理解这 4 种积极信念，就像你内化旧的信念一样，你也可以内化新的信念。在白天，想想这些信念。如果你有需要，那就打开笔记本，读一读它们。微笑对你来说非常重要。对，就是这样。太好了！如果你开始相信你的新信念，那么你就将开始转变。

小结

大脑就像肌肉，可以通过不断重复新的过程（神经可塑性）而改变，并将它认为的重要的一切转移到潜意识中，从而改变我们的行为和认知。

大脑不会区分思想和语言，即两者相同处理。在越来越多的情况下，大脑通过植物性神经系统[1]将压抑的感觉从潜意识传递到身体。它想要使那些有趣且符合自己价值而没有痛苦（生理／心理）的东西生效（通过荷尔蒙）。

---

1. 植物性神经系统，又称自主神经系统或内脏运动神经，与躯体神经系统共同组成脊椎动物的周围神经系统。所谓"自律（自主）"，是因为未受训练的人无法靠意识控制该部分的神经活动。植物性神经系统控制体内各器官系统的平滑肌、心肌、腺体等组织的功能，如心脏搏动、呼吸、血压、消化和新陈代谢。

你有个"成年人"(思想)和"胆小鬼"(感觉)。"成年人"告诉"胆小鬼",他很有价值,他很喜欢自己,他正在做以前"胆小鬼"的父母没有做过的事情。

而"胆小鬼"觉察到,他被允许这样存在。第一次接触让他感觉不自在,即使这样做是对的。"成年人"不断地告诉"胆小鬼",他很有价值。"胆小鬼"却认为自己很糟糕,不正常,不可爱,犯了太多的错误。他感到孤独和被抛弃了,从身体上和精神上一次又一次地加深这种感觉。

这引起了数十种恐惧,因为"胆小鬼"把旧有的信念投射到了"成年人"身上,因此害怕再一次触发以往的痛苦。"成年人",也就是你目前的自我,通过给予"胆小鬼"从前没有得到的认同和赞赏,从而削弱了恐惧本身,实际上是自我不断地试图得到别人的认可和赞赏。

练习

先填空，然后大声地朗读句子。随后请在镜子面前朗读它们，注意观察自己的眼神。

・我不是 _____ （从旧有的恐惧中选择两个消极的信念）的人。

・你是有价值的，是个 _____ （选择同上述消极信念相反的两个积极信念）的人。

・这些积极信念可以帮助我 _____。

・因此我认为，我是完全 _____ 和 _____ 的人。

・我能获取自身的价值，并且能够亲近我的感受，特别是恐惧的感觉。

・只要我想，我一定能够达成 _____。

・如果我排斥我的恐惧和自我，我会感到不快乐和不满足。因为我想得到别人的认可，避免被拒绝。但我不一定能够得到别人的认可，同样也不能避免自己不被拒绝。

- 我爱我自己，因为 _____。
- 谁说我想跟别人一样？我就想做我自己，我爱自己。

第二章

策略：用对方法，从恐惧中突围

在第一章中，我已经向你展示如何了解你内心的"胆小鬼"。如果你一开始觉得很困难，这很正常。你的"胆小鬼"被各种保护机制阻拦，因为你的大脑相信，当你再次接触到"胆小鬼"时，你将处于同样的危险之中。然而，情况恰恰相反，因为只有在接触到"胆小鬼"之后他才能被转化。你不会像以前那样感到危险，因为现在你已经是个成年人了，你可以保护好你自己。

然而，你的大脑并不了解这一点，所以它使用一些所谓的"保护策略"来阻止你与"胆小鬼"接触。你的认知觉得这是生死攸关的问题，那种痛苦的感觉永远都不应该再被感受到。心理的痛苦确实很严重，但这只是因为你选择独自去面对这种孤独和恐惧。正如我所说的，现在的情况已经大大不同了。你是个大人了，要注意你的"胆小鬼"。你可以告诉他，他很有价值，你永远都不会抛弃他。

有些人觉得这很奇怪，因为他们认为这应该是一种分化或者精神分裂的表现。所以要知道自己并不是与恐惧心理一体，这很重要。正是这种"误解"才能让你从恐惧中分离出来，现在重要的是，你需要重建一个接受的纽带。只有当你把他看作虽然属于你，但不等同于你的时候，你才能够与他建立联系。因此我才选择用"胆小鬼"这个符号来标识。

保护"胆小鬼"的 11 种常见策略

第一章中你所学到的消极信念，总是会让我们产生不愿感受的不愉快情绪。此外，我们不希望其他人看到我们的无价值感和与之相关的恐惧。因为我们相信，这将使我们变得脆弱，并遭受更大的痛苦。这就是我们在此选择用一种不可思议的精力来保护自己不受这些负面情绪影响的原因。例如"我一文不值"就是一种"适应"的保护策略。这就意味着做别人认为正确的事，模仿别人，或者通过争取和睦来避免争吵。

我将向你介绍最常见的保护策略，以找出你使用哪些策略来保护你的"胆小鬼"。稍后，我还将向你介绍过去几年中我所知道的一些关爱策略。

如同我们每个个体一样，保护策略也是具有独特性的。当你阅读时，你可能已经注意到你的大脑更喜欢某一些保护策略。请简单地了解一下吧，你不必去做任何事。

1. 放弃责任

有时候我们把生活中的某些方面交给别人，因为我们害怕失败。这种对失败的恐惧往往来自以前对所谓的"错误"的惩罚，以及那些只奖励良好表现的成员的学校、工作系统；反之，我们就会受到惩罚。这种惩罚包括体罚、批评，被退学、解雇。这就是我们认为让别人对我们的生活负责会比较安全的原因。我们认为，这是避免我们为自己的失败承担责任的一种解决方法。因此，我们不能去冒险，宁愿继续害怕。实际上，为了过上幸福的生活，我们必须要面对变化。然而，对于这些变化，我们必须对自己的生活和行为负责，所以我们往往会去责怪外部环境。

我总是希望别人能够改变我的生活。我甚至没有故意这样做，因为保护策略几乎总是无意识的。放弃责任也不合逻辑，但对害怕的人来说，这是纯粹的非理性保护。因此，许多人会问这样一个问题：你希望什么？你认为发生什么才能改变你的处境？然而却没有合适的答案。许多受害者都经历过相同的模式，那就是：如果……然后……首先必须发生一些让我们满意的事情，这反过来意味着，我们一直处于不满意当中，直到这种满意的状态发生。这是个非常糟糕的现状。

"胆小鬼"的例子：

"我讨厌我的工作，因为我的老板没给我足够的工资，让我能够养活自己。我只是被利用的工具。"

"如果他明白我真正想要的东西，我就会变得更好。"

"我真的很想去度假，但我也得为此付出很多的钱，这太糟了。"

你对这种放弃生活责任的行为熟悉吗？

在哪些方面，你希望某事或某人会改变，从而让你感到满意？

你从前害怕的哪种信念符合这种保护策略？

如果你不为自己的生活负责，事情会发生改变吗？

2. 压抑与美化

所有的保护策略都能压抑我们的恐惧，这样我们就不会感受到过去的痛苦。例如：通过把责任推给别人，我们就能压抑失败的恐惧；通过逃避，我们就能压抑被拒绝的恐惧。这就是为什么我们会去逃避各种场景。我们对借口和谎言也一样，通过消费和上瘾，我们尝试来压抑内心的自卑。因此，压抑是为了帮助我们不再需要处理我们的恐惧。美化是压抑的一种表现形式。例如我们会说"都过去了"，这样就不必去解释那些可能的失败结果。

"胆小鬼"的例子：

"事实上，我并没有那么不满意。一切都会好起来的。"
"我等着看会发生什么，也许没有那么糟糕。"
"我不喜欢我的工作，但我的同事还不错。"

在什么情况下，你会压抑一个可能引起恐惧的问题？
在什么情况下，你通过说好听的话来压抑问题？
请至少说出五种场景。

3. 逃避

如果我们察觉到空气中有什么异味，或者有什么问题已经产生了，那我们最好选择离开或者避开与问题相关的人。我们把这种恐惧场景解释为某个人在我们身边引发的情况。为了避免进一步的伤害，我们必须避开这个人。这是一种基于自我保护的解释。我们尽量避免任何形式的对抗。我们对问题的成熟解决方案一点也不感兴趣，反而更关心如何保护我们内心的"胆小鬼"。如果对方对谈话很有兴趣，我们就会保持谨慎。因为我们相信能够觉察到可能的"埋伏"。毕竟，我们还要避免吃亏。

"胆小鬼"的例子：

"她说她今天更想待在家里，不想做任何事情。我觉得她对我有意见。我宁愿暂时不和她说话，保持最低限度的联系。因此我尽量避免强迫性的交流，并尽可能快速地结束对话。我宁愿和朋友一起出去，独自一人待在房间，或者一直长时间工作。当她的言语伤害到我时，我惊呆了。"

你什么时候有这种感觉？你在什么情况下避免去接触？

你对此有何感想？

你做了什么来避免同他人接触？

你是否想提出某个问题，但总有一条看不见的绳子束缚着你？

═══════════════════════════════

4.角色化、谎言、适应

在一个社会中，我们努力按照标准行事。我们知道如何在道德上正确行事，并付诸实施。但是，如果这种对外在的适应变得太过极端，那么我们就会迷失自我。我们试图去发现别人认为正确的事情，然后采取相应的行动。我们不允许有弱点，只允许自己相信社会大众认为正确的事情。对于满足这些角色的要求，我们必须撒谎，并经常关注我们对某些人说过的话。

这就制造了一堆为了保护自己免受他人排斥的谎言。实际上，我们既失去了认识自我的机会，又失去了与他人真诚相待的机会。因为往往只有通过体会到对方的软弱与真实，我们才能拉近彼此的距离。角色化和谎言似乎是相当机械的，即使我们认为没有人会注意到，但实际上别人也会很快发现我们不知不觉地犯错了。

"胆小鬼"的例子：

"我必须表现得心情很好。当然不是我自己这样认为，而是别人说过我笑得太少了。"

"我只能说我肚子疼，即使我对去唱歌一点兴趣也没有，我也不能直接这样说。"

"我正想要去餐厅，即使我这会儿想回家待着，我也不能直接这样说。"

在什么情况下，你扮演着取悦别人的角色？
你经常用谎言来掩盖自己的软弱吗？
你经常用谎言来掩盖自己的真实想法吗？

_____

5. 追求完美

我们人类是高度社会化、组织化的，只是不同的人程度有所不同罢了。例如，有些人渴望通过取悦他人来获得别人的认可，某些庞大的产业正是利用了这种保护策略而建立的。然而，问题在于追求他人的认同会消耗大量的精力，而我们实际上需要利用这些精力去实现自己的愿望和目标。此外，内心的"胆小鬼"是永远不会感到满足的。他并不相信有所谓的"终结"。他并不认为当下的状态是完美的，这就是为什么他会促使你不断努力变得更完美。一旦有所成就，保护策略就会起作用并告诉我们："继续前进，还不够完美，加油！不然你就不会被人喜欢了。你想要被人欣赏的感觉！就像过去一样，你害怕别人无法欣赏你。"

"胆小鬼"的例子：

"我担心我工作得不够努力。我必须要赚更多的钱。"

"我担心我学到的东西还不够。我必须要读更多的书。"

"我担心在生活中处处犯错。我必须要更加努力去尝试和奋斗。"

你对认可的渴望有多强烈？（程度 1—10）

你需要做些什么来获得别人的认可？请说出至少五件事。

你希望在哪些方面做到完美？

你在害怕什么？或者说你为什么希望自己变得完美？

---

6. 追求和谐与讨好型人格

互惠性描述了我们更喜欢与我们相似的人相处，而不是那些与我们截然不同的人。因为这会引发我们对恐惧的逃避。此外，通过讨好型人格，我们愿意去做别人要求我们做的一切，有时甚至并没有被要求做。这最终会导致持续性的紧张。我们试图取悦每个人，当冲突发生时，当和谐面临破坏时，当有人需要帮助时，我们会立即去干预。与此同时，我们不仅失去了很多精力，也失去了认识自我的机会。我们把自己的切身需要摆在后面，因为我们总是想关心、讨好或者满足他人的需要。

"胆小鬼"的例子：

"帮帮他吧，虽然他没有向你寻求帮助，但是我保证他迟早会感激你的。"

"最好不要争执，忘了它并选择保持沉默。尽量表现得友善，即使你的心情也不好。"

"如果你不友善，那么他就不会喜欢你。"

在什么情况下，你把自己的需求放在一边，而去做你不想做的事情，只是因为你不愿意拒绝别人？

在什么情况下，一旦你意识到争吵即将发生，你就会尽量保持和睦？

7. 权力与控制

正如我已经提到的，重要的是避免痛苦的感觉，即防止当时造成的恐惧再次被感受到。例如，人们试图对他人、对环境，甚至对自己行使权力，使用这种保护策略来避免痛苦。

对他人行使权力，是因为人们相信这样能够避免突然降临的事情给自身带来的冲击。对环境行使权力是生活中最重要的一部分。因为当人们需要独自面对恐惧时，会试图阻止任何可能给自身带来"陌生感"的情境。

最终是对自己行使权力和控制自己。这些人内心的行为活动和外在的身体状况都会受到极端的控制。当事物没有按照他们期待的方式发展时，他们就会生气和感到不适。这些人把待办事宜罗列在清单上，并精确地计划。即使是潜在的扰乱秩序的小事，也必须立即清除。

"胆小鬼"的例子：

"我不会让自己从你口中得知我该做什么，不该做什么。"

"不，我不能妥协。如果我说这是应该做的，那就应该这样做。"

"我必须打扫我的房间了，否则我无法思考。"

你的生活中哪些方面需要控制、保证或者强制执行？你是否希望自己能更开放地面对生活，减少敌意？

═══════════════════════════

8. 隔离墙

为了保持控制和行使权力，有的人试图通过强有力的界限来维护他们的自由。他们竭尽全力抵制任何形式的依赖。这种依赖会剥夺他们的安全感、控制欲和权力感。当出现失去自我的危险时，仅凭对一些无害的事情的臆想，他们的脑中就已经修建起了"隔离墙"。监视、控制的感受转化为被动或主动的隔离行为。因此，采取这种保护策略的人以不恰当的攻击性行为，被动地撤回或放弃他们所宣称的控制权。

别人常常不能理解这堵莫名其妙的"墙"，因为它可能凭空出现，让被拒绝的人怀疑自己和自己的行为。

"胆小鬼"的例子：

"别管我，我现在需要从你那里得到片刻安宁。"

"有什么问题吗？你总是告诉我该怎么做。你为什么要这样？"

"如果你再问我能不能来找你，我们就分手吧。"

在什么样的情况下，你会构建"隔离墙"？

当你感到别人试图夺走你的自由时，你会感到何种恐惧？

9. 依附

"胆小鬼"试图不让自己独处，从而面对自己已经存在的被拒绝的恐惧。这种尝试行为常常被推到关系的最高点。因此，采取这种保护策略的人往往下意识地依靠伴侣，让他们能够得到某种认可和关爱，使他们感到安全，不会被拒绝或抛弃。然而，担心被拒绝有其两面互斥性，即接近状态（"过来，给我认同。"）和排斥状态（"走开，我需要安静，否则你就伤害了我。"）。这种互斥性的行为往往会给伴侣带来困惑和疲惫，并经常导致冲突和分歧。

"胆小鬼"的例子：

"你对我做得还不够，为什么我们很少见面？"
"你能不能不要工作，多花时间陪陪我？"
"你为什么又要出去？就待在这里。"

这种行为熟悉吗？什么样的环境让你需要依附他人？

10. 理性化

实施这一保护策略的人通常被认为是"领头人"。这是因为他们通过理性和冷静的行为来隐藏感性的可能性。从表面上看，这种保护策略特别受那些仍然希望在社会上被视为强大的男性的欢迎。相反的一面，弱点绝对不能显现出来。这也导致他们不能面对自己软弱的态度，这种态度常常像他们的父亲对待自己那样，即冷静与理性。他们不会哭泣，也不会恐惧，更不会产生其他经常与软弱产生联系的一切行为。这使得他们在外人面前表现得冷静又理性，从而避免了更深层次的接触。

"胆小鬼"的例子：

"我并没有很兴奋，只是睡眠质量不好。"

"她刚刚结束了跟我的这段感情。没关系，我会找到新的对象。"

"我现在想回家了，我感觉不太好。"

你熟悉这个保护策略吗？在什么情况下，你的行为更理性？

你在逃避什么样的感觉？（例如羞耻、愤怒、恐惧、

悲伤等。）

当你表现出这些感觉时，你的父母是什么样的态度？

你听过哪些阻碍你正常表达感受的话？

---

11. 贬低和傲慢

虽然我们竭尽全力避免这些贬低，以免让自己感到恐惧。但是我们常常将它们施加到别人身上，来保持一种距离感。一旦我们感觉到与他人的接近会引发伤害的危险时，我们就会通过侮辱、谩骂或指责来贬低他人。我们把可能已经结束很久的事情扔给他们，或者制造一些麻烦，不断积累麻烦，直到对方崩溃。而且，当我们把别人看作下等人时，我们总是觉得自己高人一等，从而建立起我们毫无意义的自我价值。

"胆小鬼"的例子：

"你两个月前忘了去接孩子，真是太蠢了。"

"我觉得你这样的涂鸦，真是太糟糕了。"

"我跟你说话的时候，你总是表现得那么愚蠢。"

你有过这样的行为吗？

如果你贬低别人或者把对方看作低人一等的人，你会有什么样的感觉？

如果我贬低对方，那我就可以克服什么样的恐惧……

总结

保护策略就是那些我们选择保护自我免受以前给我们带来恐惧的行为。如果我们相信，一旦放弃保护策略，就会经历过往的恐惧，这是一种误解。因为维持这种保护策略只会让我们的生活变得更加困难和复杂。重要的是你需要意识到这一点。

有趣的是，采取保护策略，能让我们意识到与之相关的恐惧会短暂地消逝。一旦我们意识到自己使用了某种保护策略，我们就从无意识的执行变成了有意识的感知。我们被自我的感觉束缚了，并允许"胆小鬼"侵入。

如果你意识到有些事情没有如你所想象的那样发展，你就会意识到这是你的一种保护策略（控制与权力）。

你只是识别到了却没有去评判，这就会导致你的自尊被削弱，从而让你接受了这种保护策略所带来的幻觉。

　　或者你只是逃避，来保护你的"胆小鬼"。你意识到了这种保护策略，然后削弱了它。你只是感知它们，而没有评判。这种"非评判性"的感知，我们将在接下来的一章中深入探讨。

9 种方法，用正念削弱恐惧

如果我们不能控制恐惧，那么它就会支配我们的生活。我们的大脑被恐惧所充斥，它建立了所有的保护机制，使恐惧在每一个可能的角落都明显可见，以避免更严重的伤害。把它想象成一个装满空气的气球，你慢慢地把它推入装满水的容器中：水会沿着边沿流出，因为气球排挤出了容器中的水。继续把气球压到水中的一定深度，那么这个气球随时都可能会破裂。

我们的大脑对恐惧也尝试着相似的办法：它控制着你所不能控制的东西。有了正念，你就能将恐惧的方向盘重新握在自己的手中。这种控制不仅使你能够识别恐惧，并且能够直接去接受它。如果你在生活中无意识地带着防备心理，那么你就会通过恐惧来做出反应，因为你已经失去了对恐惧的控制。

正念基本上就是你小时候或者还是十几岁的孩子时，你的大脑由于你的成长而不得不独自处理恐惧时所需要的一种工具。由于缺乏情商，我们无法在那个年龄适当地处理一些糟糕的情况，以至于这些情况在接下来的几年里也无法正确地被面对。尤其是在创伤后压力综合征 [1] 患者中，人们反复观察到，大脑在发育阶段结束时，大概 20 岁左右，会把未处理的恐惧心理带入意识。这样有些仓促，但不幸的是，需要正念的大脑正在躲避人的某些意识。

因此，在本单元中，我们将学习如何削弱我们童年时产生的基础恐惧，包括他们产生的信念。但即使在日常的恐惧中，正念也能帮助我们减轻或解决恐惧。

重要的是，当你练习正念时，不要对任何事情进行

---

1. 创伤后压力综合征，又称创伤后遗症，是指人在经历过情感、战争、交通事故等创伤事件后产生的精神疾病。

主观的判断或谴责。

这些评估来自于你的头脑，让你远离恐惧，因为正如我们所说，保护我们远离恐惧符合我们的头脑利益，因为它相信，这些恐惧也会产生相似的恐惧感受，从而危及我们的生命，就像我们在童年时所经历的那样。

对正念作用的理解是我能迅速解决我的恐惧、恐慌、抑郁和身体带来的紧张的部分原因。因此，它不是一个口头上的说法，而是一种生活方式，它使行为疗法对每个人来说都是可以理解和可行的，同时它是如此强大，以至于人们想知道为什么它如此"简单"。

1. 时间

头脑常常被过去和未来占据。它一直在想过去到底出了什么问题，为什么我们现在做得这么糟糕。它以此为基础，从而建立起你的大部分个性。头脑希望未来能够获得改善，这当然会让你永远对现状感到不满意。

你现在有什么问题，是建立在过去已发生的事情上的？你能回到过去改变那些事情吗？

你什么时候能解决你的问题，并且找到一个让你快乐和愉悦的解决方法？

═══════════════════════════════════════

如果你没有活在当下，你就找不到解决方法，因为你一直都会陷于麻烦中。此外，你感觉不到身体的恐惧，因为你对过去的想法会引发你目前根本没有的感受。

想想你过去遇到的大问题，你做了什么去克服这些困难？

当你想到这个问题的时候，你有什么感觉？

═══════════════════════════════════════

吸气 4 秒钟，屏住呼吸 2 秒钟，再呼气 8 秒钟。重复这个练习，直到你感觉舒服一些为止。当你意识到你快要睡着的时候，就停止练习。

现在问问自己：

"现在有什么问题让我感到恐惧？不是 1 小时前，或者昨天的问题，而是此时此刻，当前的问题？"

如果你活在当下，那么你就不再依赖于未来的满足。你不再对失败怀有恐惧，不再对成功抱有幻想，而是仅仅对现在感到满意。如果你想有所成就，比如说，实现自己的目标或愿望，那么你现在就只能尽其所能地努力实现它。

你可以一直问自己这些问题。它们能帮你回到当下。你迟早会改变态度的。你会意识到，你只能解决当下的问题。这意味着你认识到现在在你心中的恐惧，而非在你思考后投射到你心中的恐惧。

2. 内在身体

另一种避免陷入过去或未来的方法是所谓的"内在身体"。通过这个练习，你可以设法摆脱你的认知（无意识）。如前所述，你的认知感受过去和未来，因为问题就存在于那里，并且你可以盯住它不放。通过这种方法你进入了你的意识，因为你不能同时存在有意识与无意识的状态。

先阅读以下练习，然后尝试去做：

• 闭上眼睛，试着感受你的右手。不要想"我的手就在那里，刚刚它还在那里"。这只是你的认知，它是通过回忆来感受的。

• 现在试着摸摸你的手，不要睁开眼睛，也不要去回忆你的手在哪里。尝试忽略你的记忆。

• 你的"内在身体"通过专注你的右手来激活关注力。你可能觉得右手会有些刺痛感，你现在正是活在当下，接受这个现实，并享受这一刻。

3. 观察思想

对思想的认同称为"自我认同"。通过观察思想，我们可以消除这种认同。最终，我们不仅脱离了这些想法，也脱离了相关的恐惧。

先阅读以下练习，然后尝试去做：

• 让自己舒服一点，闭上眼睛。等待你的思想。让思想像云一样飞逝过去。它们来来去去，如果你不对它们回应，你就会发现这些想法很快就消失了。

• 要有耐心，不要等待事情发生改变或好转，就保持这样。

• 继续观察自己思想的来来去去。

• 不要评判和谴责自己的想法。相信你自己和这些想法。

• 接受这一时刻，注意你的思绪。让你的思想继续下去。

如果你需要休息一下，你可以随时地重新开始这个练习。如果你认为这个练习很困难，别担心。你的思想继续在"压抑"你，那是它的任务。无论何时，只要你有心情去接受它，而且你的头脑清醒，你就需要与你的想法保持距离。你也可以通过以下练习来保持距离：

• 让自己舒服一点，闭上眼睛。

• 吸气 4 秒钟，屏住呼吸 2 秒钟，呼气 8 秒钟。重复这样的练习 1 分钟。

• 按呼吸气的次数计数到 10，吸气数"1"，呼气数"2"，吸气数"3"，以此类推。

• 当数到"10"或者被思绪打断的时候，重新从"1"开始。

• 练习 5 分钟左右。随着时间的推移，大脑中的思绪会逐渐减少。

4. 提问

这个练习其实只是一个问题，来让你的认知变得混乱，让你处于一种有意识的状态。其内容如下：

"接下来会有什么想法？"

一旦有想法，就重复一遍这个问题。思想间的"鸿沟"会随着时间的推移而越来越大。观察思想会消灭对思想的认同感。如果你观察思想，那么你不再是思想本身，而是一个观察者。这会导致思想失去其精神和物质的能量。它再也无法控制你了。

你不是你的思想。你的思想是你认知的产生来源，它紧紧地抓住过去与未来，并且不去考虑积极的影响，而只看问题。一次又一次地试着远离那些想法。什么都不想是最容易的，尤其是当你考虑了所有事情而没有找到真正解决办法的时候。

但是即使在你尝试入睡，但又思考太多的时候，你也应该仅仅观察你的想法。这时候认知仍旧在继续挣扎。它不在乎你现在就想睡觉。这种"控制"将帮助你随着时间的推移，重新控制你的生活，你应该抛弃这种控制。不要太认真地对待你的恐惧和它们所引发的思考。

5. 观察情绪

正念也对我们的情绪起作用。我们看到自己的内心有什么东西。我们接受它，不去评判它。这已经是在后面尝试接受你的恐惧并因此而解决恐惧的基础上所做的准备。

- 观察你现在的感觉（例如"我很生气"）。
- 认识到产生的影响（例如"我感到愤怒"）。

- 认识到现在有什么（例如"现在充满着愤怒"）。
- 意识到正在发生的事情，并接受它（例如"我接受愤怒的感觉"）。

尽可能多地观察你的感觉。当你处于困境时，注意你的处境。有人对你大喊大叫吗？不要只是单纯的反应，而是要观察内在。这决定了你的反应。

你可以决定是朝另一个人喊叫，还是只是深呼吸几秒钟，然后考虑一下你会做出什么反应。我们对事物的反应往往太频繁了，而没有去想到底是什么造成了真正的问题。

你现在感觉如何？还生气吗？没问题。接下来接受你的愤怒，不需要评判它。你会看到愤怒慢慢消失。在那之后，你可以对别人的行为做出你想做的反应，但不是发脾气。

首先是思考，然后是感觉，最后是反应。

- 首先想到："他真的是冲我大喊大叫吗？"
- 然后感觉到："真难以置信，我觉得我很生气。"
- 接着认识自己的感觉："啊，好吧。现在我在生气。"
- 接受自己的感觉："我即使生气也没什么关系。"
- 有意识地回应："我现在感觉这很不公平。"

6. 观察呼吸

呼吸是练习正念的好工具。我们一直都在呼吸。它此时此刻正在发生着。因此，我想向大家介绍一些有效的练习：

方法一：4—2—8 法则

你其实已经了解过这种呼吸的方法了：吸气4秒钟，屏住呼吸2秒钟，呼气8秒钟。有些人利用这种练习让自己更快地入睡。效果非常好，因为你完全专注于呼吸而不是其他的感觉。此外，你的植物性神经系统得到放松，在你意识到之前，你很快就进入睡眠状态了。

方法二：默数到 10

我把这个练习称为"默数到10"。你已经了解过了。它的目的是让你进一步到达一种更加专注和放松的状态。把这个过程数到"10"：

- 吸气数 "1"
- 呼气数 "2"
- 吸气数 "3"
以此类推……

数到"10"以后，你就可以重新开始了。（所以你要专注呼吸，而不是在思想中摇摆不定。）当你想起别的事的时候，就重新从"1"开始计数。刚开始的时候，你可能才数到"2"，杂念就侵入了。一次又一次地开始，反复地尝试。

7. 自我风格

你的认知由你过去建立起来的不同的自我风格而组成。例如，愤怒或恐惧是自我风格的一部分。你最常表现出来的自我风格会巩固、弥补你的行为。然而，自我风格也是可以改变的。

我们现在做的事情正是为了后面的练习而准备的。这些练习会削弱你的恐惧，同时也让你更有韧性。你不再仅仅对环境做出反应，而是随着时间的推移，你意识到你能够掌控你的生活。

首先，我们要找出你最常表现出来的那些负面的自我风格。**阅读下面这些自我风格，并决定哪些是符合你最爱表现的自我风格。把它们写在你的笔记本上。**当然，你也可以添加你想要的自我风格。

轻视
不称职
愚蠢

沮丧

反驳

悲观

愤怒

憎恨

无礼

胆小

焦虑

不耐烦

一文不值

现在将负面的自我风格转换为正面的自我风格，并**写在笔记本上负面自我风格的后面。**

担忧—奋斗、积极

轻视—关爱

拒绝—友好

愤怒—容忍

不称职—敬业

懦弱—勇敢

胆小—勇敢

不耐烦—耐心

一文不值—有价值

控制欲—自由主义

沮丧—幽默

悲观—乐观

憎恨—慈爱

不尊重—亲密

丑陋—有吸引力

愤青—独立思考

愚蠢—聪明

然后，我们将把积极的自我风格融入你的日常生活中。它们已经存在，但负面的自我风格往往更为明显。我们只需要让积极的自我风格持续被激活。重要的是，每当负面的自我风格在你身上被激活时，你都要认识到这一点，然后扪心自问：

"我现在能有什么样的积极自我风格来替代它们？"

举个例子：

你站在红灯前，你很不耐烦（消极的自我风格：不耐烦），而你有一个重要的约会。你越来越生气了。现在问问你自己："淡定的你该怎么做？"

淡定的自我风格被激活，并建立相应的新思想和感觉。这使你的行为变得不同。你越来越沉稳，越来越放松。每一次建立积极的自我风格都会产生愉快的感觉，确保你不仅在短期内会变得更好，而且从长期看来也会保持得很好。

很有可能，它会完全改变你的行为。至少对我来说，我会一次又一次地尝试这样的行为。通过转化成积极的自我风格，你会体验到新的自我效能感。在后面的经历中，这一步也非常重要，会让你重塑自我。对很多人来说，包括我，这种自我重塑会带来一种积极的生活，随之产生的恐惧被削弱了。

8. 打破惯性

你的认知喜欢惯性，因为它总是在新的事物中看到危险，所以它更相信你已经知道的东西。这就是为什么你发现要改变是非常困难的，正如你在本书中已经发现的那样。

你总是做一样的事。

你总是这样想。

你总是这样感觉。

你总是相同的反应。

你总是吃一样的东西。

你总是去同一个地方。

这不是责备，而是事实。大脑会通过巩固和重复相似的过程来节约能量，但是大脑也同样习惯于新事物，这是一件好事。因为如果我们的生命由"永远不变"组成，那么一切都将一成不变。阿尔伯特·爱因斯坦[1]曾经说过："人类最大的矛盾就是总做同样的事却又期待改变。"

你可以有意识地做一些不同的事情来打破惯性。这在开始的时候，某些方面会让你感到异常，这是因为你的大脑首先需要建立新的认知。然而，这些新事物会在21天内被加固，使之再次成为一种新的惯性。

---

1. 阿尔伯特·爱因斯坦（Albert Einstein，1879—1955），是出生于德国，拥有瑞士和美国国籍的犹太裔理论物理学家，他创立了现在物理学两大支柱之一的相对论，也是质能方程的发现者。

在笔记本上画出 1 张表格，在左边罗列你经常做的事情，然后右边写出一些相反的选项。在未来的几天内，收集这些信息，然后去尝试新的事物。

打破惯性的例子：

- 走另一条路。
- 吃、喝不同的东西。
- 听不同的音乐。
- 改变睡觉的时间。
- 和不同的人交谈。
- 观看不同流派的电影。
- 读不同风格的书。
- 参观不同的地方。

9．KEG 法则

KEG 是你已经学会的几个实践的总结（K、E、G 在德语中分别代表身体、情绪、精神），这个练习有助于你进一步加强你的正念态度，从而削弱你的恐惧。

先阅读以下练习，然后尝试去做：

• 盘腿端坐，然后闭上眼睛。

• 想象你坐在 3 个箱子上：第 1 个箱子是身体紧张；
第 2 个箱子是情绪紧张；第 3 个箱子是精神紧张。

• 一个接一个地用紧张把这些箱子填满。

然后观察、认识并接受：

• 首先是身体上的紧张，比如肌肉紧张，呼吸紧张等。

• 接下来是情绪上的紧张，比如愤怒、仇恨、恐惧等。

• 最后是精神上的紧张，比如不满或悲伤等。

继续这样做，直到你不再感到紧张为止。不要去评
判或评价这样的行为。

总结

每天花一些时间练习正念。如果你接受你内心发生
的一切，这种态度就会变成一种习惯。当你在观察什么
的时候，你就会同它保持距离，而不是成为它。比如，

当你通过说"我一定不害怕"来对抗你的恐惧时，那么你就是在与恐惧做斗争。你身体的每个细胞都会充满着恐惧，就像别人或你自己看到的那样。如果你只是观察它，就像恐惧跟你无关一样，并且不去评判它，那么你就会发觉恐惧变得跟你毫无关系。

这样你就不是单纯地消除恐惧，而是将恐惧释放出来，这给你提供了一种摆脱恐惧的可能。

当你太饿了，却无法通过觉察感觉到饥饿感、发现问题并控制自己来摆脱饥饿感，那么你将会常常感到饥饿，并暴饮暴食，因此变得肥胖。

当你内心有太多的不满足，却无法通过觉察感觉到不满足、发现问题并控制自己来摆脱不满足，那么你就可能会盲目消费、吸食药品或生病。

而正念会对你有所帮助：

• 享受现在的生活，感受你身上发生的一切，而不去评判它。

· 削弱你的认知，除了信念与保护策略之外，还有一扇大门通向解决你的恐惧的道路。

· 直接影响你的植物性神经系统。副交感神经被激活，从而关闭交感神经的控制，这会使你的身体处于放松的状态。随着时间的推移，这种状态将对你的健康产生巨大的积极影响。

· 改变你的思想和情绪，让那些以前没有在生活之中找到位置的新思想和情绪重新被焕发。

· 提高你的自我控制能力，你觉得自己掌控了生活，并可以自己去解决问题。

· 增强你对外部影响的独立性，因为你可以自己决定如何以及是否做出反应，而不再习惯性地做出反应。

· 提高你的注意力和记忆力，你的大脑只需要少量的能量。

· 增强你的自我效能、自信和乐观，因为你认为自己能够控制每一个发生在自己身上的状况，仅仅去觉察和接受就可以了。

· 你的生活更快乐、更有舒适感，因为当下的生活能够为新的、积极的和美好的感觉腾出空间。

· 让你更加从容与自信，因为你感到你已经准备好接受外部的影响了。

　•强化你对生活的积极态度，因为你认识到你确实有自己的生活，最后你知道你总是拥有一件最好的工具：你的觉知。

强化"内在成人"，引导情绪走向积极

正念是使自己有意识地远离自我感受和思想的重要的第一步。这样的话，我们就不再需要压抑自己的恐惧了。出于这个原因，我想帮助你强化你的"内在成人"。此时你已经将自己从你的恐惧中分离出来，仅仅通过正念的方式而不是去评判它。所以现在你内心的"胆小鬼"会这样想："太好了，那么这样的话，我就可以继续害怕了吗？"接下来是更重要的一步。

"内在成人"就是现在的你。他才是有意识地控制你思想的对象。他既可以仅仅通过观察恐惧来保持同恐惧的距离，也可以独立地用能够直接影响感觉的新思想，正如你在第一章所了解的那样。这是"内在成人"的重要特征之一。"内在成人"与年龄无关，尤其是当父母不把孩子当成大人，而只当作受惊吓的小孩时。因为他让自己内心的"胆小鬼"来处理恐惧。

因为信念和由此产生的思想在长时间里导致了与恐惧不断对抗的状态。重要的是要知道，你现在是一个成年人，不但需要同你的童年信念保持距离，还需要不做评价地接受（正念）和认同（恐惧整合）自己的感觉。

由于这一步非常重要，我想再次澄清一些细节部分：

你的"旧胆小鬼"（感觉层面，没有经过思考）：

- 消极信念（"我一文不值"）
- 基础恐惧（排斥、控制等）
- 保护策略（适应、逃避）
- 置之不理
- 将消极信念投射给"内在成人"
- 表现为身体症状
- 引起愤怒、自我憎恨、仇恨、嫉妒、羡慕和暴力行为

因此，"旧胆小鬼"是一种基于过去信念的有条件

的感觉的集合。这些信念引发了基础恐惧。为了避免这些基础恐惧，我们又采取了保护策略。

"内在成人"（经过思考）：

• 有智慧、勇敢、负责任、投入、积极、充满正能量、正直、有道德、有伦理、公正、知性
• 接受"胆小鬼"的所有恐惧
• 感受"胆小鬼"的愿望和感觉，但根据其生活阅历明确一道清晰的界限
• 保护"胆小鬼"
• 倾听"胆小鬼"的诉求
• 帮助"胆小鬼"不去单纯采纳别人的行为
• 不要贬低新的"胆小鬼"，而是关爱他，并给予其认可

你的"新胆小鬼"（感觉层面，没有经过思考）：

• 本能、富有想象力、好奇、惊讶、热情、自觉、敏感
• 积极信念（"我是有价值的"）

- 基本需求通过"内在成人"来满足（爱、自由）
- 通过"内在成人"的关爱策略使他强化
- 表达他的感受、欲望和需求，由"内在成人"来倾听
- 主动与"内在成人"接触
- 信任"内在成人"

你的"内在成人"知道什么是对、什么是错，不同于"胆小鬼"，他是不受感情支配的。比如，当你做决定时，你可能会知道它是错的，因为你的"旧胆小鬼"比"内在成人"强大，所以你做了一些你根本不想做的事情。

在这种情况下，你可能认为自己想以理性和冷静的头脑行事，但是情况变得不同了。接下来你会说"我为什么要这样做？"并推翻你的行为。这方面比较极端的例子是突然爆愤，导致暴力、虐待，甚至谋杀。罪犯无法控制自己的恐惧，做出的反应也不假思索。

我想给你们看几个我客户的例子。"旧胆小鬼"是正常的，而"内在成人"却非常大胆：

M 说："我真的不想离开 N，但她多次让我失望，我

简直无法再忍受了。"

K说："我太害怕了，我可能无法顺利通过毕业考试，尽管我已经认真学习了好几个月。"

L说："几年来，我一直避免再见到我父亲，因为他以前伤害了我。我想有所改变，但却没有成功。后来他突然同我遇见了，而我却在想：为什么我没能早点做这样的事。"

你可以看到，人们的感情世界与他们的理性世界是不一致的，这是因为"旧胆小鬼"总是在情境中占据主导地位。所以这些人打算做的和实际做的是完全没有目的的。

这些对你来说很熟悉吗？

什么样的场景是你想理性地去做，但是又仅仅跟着感觉去做的？在你的笔记本中至少写出 5 种情况。

现在你知道所有的想法都会影响到感觉。然而，大多数时候，你是在无意识地思考，而没有对思考本身负责。你的"内在成人"就是你的有意识的感觉，所以他能与你的"胆小鬼"交谈，并接受他，从而解决你的恐惧。

你可以自己触发这种有意识的感觉。

要想了解我所说的"内在成人"的意思，现在，说出你的名字、出生地、年龄以及当下的感受。用一句话把所有的内容串在一起，就像"我的名字是……"

接下来同你的"胆小鬼"交谈的就是你的"内在成人"。你自觉触发的每一个想法都会直接影响你的情绪，这样你就可以故意把感觉推开（"不，我现在不能害怕！"）或有意识地接受（"啊，你好，恐惧。我很高兴认识你。"）。

你的"内在成人"是恐惧管理的基础。你已经用他把积极的信念和积极的自我风格融入你的生活中了。下一步，我们将强化你的"内在成人"，这样（童年的）恐惧就不再与你的"内在成人"融合了。

关爱"胆小鬼"的 6 种常见策略

　　与使用保护策略相比，使用关爱策略更令人愉快。因为使用保护策略意味着所有的警钟都会在你的认知中响起。它感觉到你在拆毁这堵"保护墙"，于是用所有的精力来确保这不会发生。然而，这也是必要的，因为只有当你知道这些保护策略时，你才能在日常生活中识别它们，并且应用你的关爱策略。这能让你去接触恐惧并削弱恐惧。

1. 脆弱使之强大

　　你有没有想过，在阅读本书的过程中，你可能会变得心理脆弱？因为你会容易受到我所给你展示的某些东西的影响。有些人真的害怕受到攻击和伤害，所以他们不仅使用我们前面说到的保护策略来保护自己，而且也让自己变得更封闭。如果他们面临危险，就会接受这个代价。其后果是恐惧仍旧在他们的生命中延续。

通过一种弱化了的自我价值感，比如，一种强烈的"我一文不值"的信念，构建了一种缺乏感，即常常让我们觉得"还不够"。此外，这种缺乏感促使我们产生了错误的脆弱心理。

你上一次感觉自己平庸是什么时候？

你做过什么事来结束这种平庸？如果有，那么你是怎么做的？

我们通常对平庸的反应非常迅速：我们明显地摆出我们的保护策略，从而避免所谓的被伤害的危险（接触恐惧）并感到满足。我们避免自己被嘲笑或批判，而采取的行为就是什么也不说，或什么也不做。

你用什么保护策略来防止自己的脆弱？想象一下让你脆弱的处境，你是怎么说的？又是怎么做的？

已知的防止脆弱的例子有：

• **完美主义**：我们想要确认我们所做的事情，并防止被他人批判，从而避免感到羞耻和脆弱。这使得我们容易对完美主义上瘾。

• **不相信快乐**：在快乐、愉悦或一切顺利的场合，我们试图构建一些不好的设想来防止灾难和随之而来的脆弱感。

• **情绪麻木**：我们陷入物质主义和上瘾的氛围中，以保护自己免于自我脆弱。

然而，脆弱对于爱、快乐、勇气和同情来说是必不可少的。因为脆弱也意味着不确定性、愿意冒险和暴露自己的情绪。只有拥有这样的勇气，我们才可能感到充实和变得快乐。

• 认识到一旦你适应了"平庸"的感觉，就不会因为暴露了脆弱而感到害怕。

• 相信自己与众不同。坚持自己的观点。做好自己。如果你尝试合群，那么你就不可能变得独特，反而会慢慢成为其中的一员。

• 如果 99% 的人都从众的话，那么你就是那 1%，你的竞争会少很多。

• 记住，逃离大众和保持平庸是需要勇气的，但也要认识到，只有这样，才会有真实的人生。

• 在任何关系中，你都可以证明自己是脆弱的。不要去追求平庸，而是去做真实的自己。

2. 培养真实性

具有讽刺意味的是，我们常常把别人的脆弱认为是勇气，而把自己的却认为是软弱。基于这样的现实，我们利用这种认识上的软弱来同我们的恐惧保持距离。

听起来熟悉吗？你会钦佩那些表现得软弱的人，还是那些真实的人？

脆弱的人往往拥有单纯的感受。他们与自己保持联系，了解自己的价值，接受自己的现状。我们认为这些人是坦率的，这常常引起我们的钦佩。然而，这种钦佩不是对一所大房子或一辆好车所产生的那种钦佩，而是对他们满足于现状和对自我认知的钦佩。

你认为自己有什么缺点？可以坦然面对，或者请教别人认为自己有什么缺点。

在什么情况下，你不是真实的自我，所以你试图假装成为一个别人喜欢的人？

━━━━━━━━━━━━━━━━━━━━━━━━━━━━

你有时候会试着猜别人怎么看你吗？好好想想："我不在乎别人怎么想，我就是我自己，这样就够了。我为我自己生命中取得的成就感到骄傲。"

面具是我们的一种保护策略。它的目的是使我们远离恐惧，但会导致混乱和误解。继续尝试弄清楚你是否也会戴着面具做人，并问问这样做是否让自己变得更轻松？

不如放弃所有的面具和保护策略，简单地做你自己？

3. 相对化

为了让你远离你的"旧胆小鬼"，安抚你的"新胆小鬼"，我想澄清一些你可能没有想过的事情。这些澄清是为了帮助强化你的"内在成人"，这样你以后就能安抚你的"新胆小鬼"。此外，作为一个成年人，他能指导你如何对待"胆小鬼",真正地平静下来,从而削弱他所引发的恐惧。有些澄清对你来说可能有些奇怪,这可能是因为你从前从未这样想过,现在你有了这样的机会:

你父母决定要个孩子,这是无法改变的事实,这个孩子也不能因为这一事实而受到惩罚。

这个孩子没有必要去满足父母没有实现的愿望。父母作为孩子的监护人,也应该在孩子的生命道路上充当保护者和支持者。

孩子不应该获得仇恨和拒绝,而是应该获得爱与关怀。在最初的几个月里,这些犹为至关重要!在接下来的几年里,父母的行为将决定孩子会成为什么样的人。

孩子不必按照父母喜欢的方式行事。父母要接受孩子的现状,支持孩子发展他的长处,容忍孩子的缺点。

孩子不必了解父母的感受和需要,因为他还没有能力这样做。相反,父母应该努力理解和接受孩子的感受和需要。

"内在成人"的行事规则是：

- 你不会惩罚"胆小鬼"。
- "胆小鬼"不需要满足你的愿望。
- "胆小鬼"不会被憎恨和拒绝。
- "胆小鬼"需要得到你的爱和关注。
- "胆小鬼"需要被你接受。
- "胆小鬼"不需要知道你想要什么，相反，你需要知道"胆小鬼"需要什么。

"内在成人"避免同"胆小鬼"说以下类似的话：

- 别哭了！
- 别害怕或不准害怕！
- 别那样做！
- 不准像个胆小鬼一样！
- 不准叫疼！
- 我觉得你必须经历这一切！
- ⋯⋯⋯⋯

所有的这些话都有共同点：它们不允许"胆小鬼"

表达自己的感受，最终作用到自己的身上。通过这些话，你不会改变你的态度，你只是远离了恐惧。请小心不要陷入你多年来一直保持和培养的角色中，包括你父母可能扮演的角色。

4. 清除负面信念

现在，我希望你谈谈"旧胆小鬼"的负面信念，就像是在同他说话一样。不要说"不，这不是真的"，因为这样你可能会再次得到消极的态度。现在只是单纯地听着或提问。

下面是一些执行此操作的示例：

"我一文不值"：什么时候我一文不值？总是这样吗？或者只是当你没有去做别人认为正确的事才会这样？你认为如果不按照别人要求的去做，你就会受到惩罚吗？当你没有达到父母的期望时，父母就不会喜欢你了吗？什么样的人会在你没有满足他们的期望时仍旧爱着你？

"总是我的错"：具体什么时候会这样想？你真的就要为此承担所有责任吗？你觉得世上所有负面的东西

都是你的错吗？你总是因为犯错而受到责骂或惩罚吗？

"我很丑"：会有人不愿意跟你说话吗？你不相信他们，是因为这些人曾经议论过你吗？你真的希望每个人都喜欢你吗？你是否觉得这个世上会存在那种魅力四射的人，还是有那种毫无魅力的人？

5. 巩固积极信念

用你的积极信念继续削弱你的基础恐惧，树立你的自尊，并去接触"胆小鬼"。为此，你可以每天进行如下练习：

• 站直，闭上眼睛。
• 想象一下，一股暖流穿过你的身体，你仿佛站在阳光下，等待你的身体变得暖和起来。
• 说出积极的信念，同时扬起你的嘴角（笑起来）。

每天进行大约 2—3 分钟这样的练习。

6. 安全地带

想象一下，如果你有一个安全地带，"胆小鬼"只能和你在那里碰面，那会怎样？没有人能惩罚或伤害他，没有人会抛弃他。只有你，作为一个成年人，才能去访问这样的安全地带，因为你内心的"胆小鬼"在那里。

什么样的地方（城堡、房子）能为你提供安全感？在你的笔记本上画出一幅这样的画。

先阅读以下练习，然后尝试去做：

• 闭上眼睛，想象这样一个地方：你到了这样的地方，并待在那儿，你将被允许一次又一次地进入这个安全地带。只有你和你的"胆小鬼"才能进入这个地方。

• 接下来，你要驱赶所有不被允许来到这里的人，你的父母也包括在内，并告诉他们不要来这里。当你处在这样的安全地带里，就继续保持这样的状态。

• 几分钟后，你会见到你的"胆小鬼"。他站在地板上的某处。他情绪怎样？你慢慢地、小心翼翼地走到他面前，然后蹲下，只是看着他坐在那里。你小心翼翼地说"你好"，并期待着他的反应。不要去强迫他。他在看着你吗？他会张开怀抱吗？他会逃跑吗？接受发生的一切，并做出相应的反应。如果他逃跑了，就让他跑吧。如果他拥抱你，你也拥抱他并安慰他。当他说："我很难过，我感到寂寞，我很害怕。"那你就说没关系，害怕很正常，寂寞很正常，你会在他的身边陪着他，永远也不会离开他。

请在接下来的几周里，坚持这样的练习。一次又一次地去安全地带，照顾你的"胆小鬼"。听他的倾诉，允许他害怕，让他感受这一切。去一个让你感到舒适的现实场所，闭上眼睛。对于我来说，我会把桑拿房的休息区当作我的安全地带，因为这里晚上总是很舒适，很空旷。

把你的经历写在笔记本上。此外，你可以利用积极的信念来与你内心的"胆小鬼"建立更好的关系。例如：

"你很有价值。我很喜欢你现在的样子。你不需要做任何事来让我喜欢你。你足够好了。你当然可以犯错，我绝不会因此而惩罚你，不会用言语羞辱你，也不会让你一个人待着。你放心吧。我永远不会离开你。当你需要我的时候，我会一直陪在你身边。"

给 "胆小鬼" 写第 2 封信

再写一封信，加深你和你的"胆小鬼"之间的关系。安慰他，不要像对待大人那样说话，要像对待孩子一样去交流。否则，你以为你在跟"胆小鬼"说话，但实际上，你还是在和自己说话，这常常会让人混淆。不要用长篇大论或者带有"成人"的字眼。这个练习可以让你在将来同"胆小鬼"对话时，给你安全感。这里没有规定要写些什么，单纯地写下你想写的内容，不要去评判和责备自己。

这是我写给"胆小鬼"的一封信：

"我明白，你感到寂寞和一文不值。你从来没有感到过轻松。你一次又一次地被抛弃，因为犯错而受到惩罚。

对你来说，这样一定很糟糕。我知道你希望有人能够接受你，但你一次又一次地被不公平对待。没有人陪着你，没有人意识到你的意愿和需求。

　　你总是取悦别人，因为你害怕自己会惹上麻烦。你因为小事受到惩罚或被打骂。你受到的惩罚是冷漠和愤怒。你害怕上学，也害怕回家。你一定活得很累吧。这样的事情不会再发生了，我不会让你再这样被对待了。你跟我在一起会很安全的。"

找一个"内在助手"，让内心感到安全

我们现在请来你的"内在帮手"，他将永远为了你的"胆小鬼"而存在。这个帮手可以是真实的，也可以是虚构的。它可以是动物、人或者其他生物。唯一重要的是你要信任他，对他有积极的感觉，因为你的"胆小鬼"也必须要信任他。

这个"内在助手"总是为了你的"胆小鬼"而存在。即使你不得不去做一些成人需要考虑的事情。毕竟，即使你尽力了，也不可能一直为了你的"胆小鬼"而存在。这个"内在助手"是第三个也是最后一个进入安全地带的人。例如，我的内在助手就是阿不思·邓布利多[1]。你

1. 阿不思·邓布利多（Albus Dumbledore），英国作家乔安妮·罗琳的奇幻小说《哈利·波特》系列中的人物，霍格沃茨魔法学校校长。

不必理解我为什么会选择他，就像你不必去理解你选择的"内在助手"一样。这是一个由感觉而非认知决定的直觉性的决定。

你的"内在助手"是谁／什么？

你的"内在助手"长什么样子？请在你的笔记本上画出来。

你可以去你的安全地带，问候你的"胆小鬼"。听听他在害怕什么，把他介绍给你的"内在助手"。由于这个决定是直觉性的，所以他们彼此之间可能非常容易理解。你的"内在助手"很高兴见到你的"胆小鬼"，至少会和你一样爱他。如果你的"胆小鬼"需要你的帮助，但是你可能正在做一件非常重要的事情，因此没有时间，那么你就可以告诉"胆小鬼"，"内在助手"会帮助他，不过，你很快就会回来了。

你的"内在助手"可以跟你的"胆小鬼"玩耍，给他讲故事，或者安慰他。像你这样有爱心的成年人，会和孩子做任何事。有时候，当我想到安全地带去的时候，邓布利多正在和我的"胆小鬼"玩捉迷藏。这不是一个强迫性的想法，而是我在这里看到的情感生活的投射。所以，我们从来没有在这个地方发生、发明任何事物，我们只是认识到了它。如果你现在感觉不舒服，那么你的"胆小鬼"也不会感觉很好，你也会感觉到的。因为他是你感受的传递者。

负面信念产生的投射并不是现实

- 他很奇怪地看着我!
- 他不喜欢我,因为他没有同我告别!
- 他批评我,我想他一定对我有意见!
- 我害怕坐飞机,因为我担心会坠机!
- 我最好别去看球赛,因为最近恐怖袭击的威胁实在是太多了!

一些句子或想法,例如"我害怕坐飞机,我们肯定会掉下来"是你"胆小鬼"的负面信念投射到你的"内在成人"身上了,从而导致你感到恐惧。区分这些投射和现实是非常重要的,因为只有这样,你才能在"内在成人"的帮助下,接受和解决"胆小鬼"产生的恐惧。

记下这几天你感受到的"胆小鬼"所投射的感觉。此外，注意相应的负面信念。

然后，在"内在成人"的帮助下，将情况进行对比。

以下是一些例子：

· **情境**："我害怕去约会。不管怎样，我都会做错事。"

· **消极信念**（"旧胆小鬼"）："我决不能犯错误。"

· **现实**（"内在成人"）："不存在对与错。每个人都会做错事，这真的让你很讨人喜欢。没有人喜欢完美的人，他们很狡猾。"

· **情境**："我很害怕接受一段感情。我需要自由，我害怕被抛弃。"

· **消极信念**（"旧胆小鬼"）："我一文不值，我不能被束缚，否则就会迷失自我。"

· **现实**（"内在成人"）："距离感和界限加深了恐惧，在一段感情中，一个人可以给自己自由和爱。我不必为了得到一个而放弃另一个。"

你可以看到，你的投射有时与现实不符，尤其是当你的消极信念太过强烈时。

你可以利用你的"内在成人"：

· （从智力上）明白，你的恐惧仅仅是你"胆小鬼"的负面信念产生的投射。

· 通过清晰、理性的思想来认识现实。

· 让你的"胆小鬼"明白，这不是他想的那样。

考虑最坏的情况，用理性淡化恐惧

你的"胆小鬼"对理性的事实不感兴趣。他将恐惧转移到你身上，你也会相应地采取行动或者什么都不做。重要的是，你要问问自己在最坏的情况下会出什么问题，因为这样你就能让你的"胆小鬼"明白，情况并不像他想象的那么糟。正如我所说的，恐惧不是理性的，所以在这种情况下，你可以理性地思考，并告诉他这个决定会带来的好处，从而削弱恐惧。

• 你害怕什么决定？

• 在最坏的情况下，如果你做出这个决定，会发生什么？对你的生活会产生多大的影响？

• 你怎么弥补损失？需要采取哪些行动？你怎么才能控制自己的生活？

•这个决定对你的生活会产生什么积极的影响（自尊、自信、自爱等）？这些在一定程度上又如何对你的生活产生积极影响？

•你觉得这个决定怎么样？我们拖延了那些实际上应该最紧迫解决的事情。

•拖延这些事情需要付出多少代价（经济、情感、身体上）？如果你不做出这样的决定——因为你被你的恐惧驱使，而不是理性地接受——那么5年后、10年后你会怎么样？

•你实现了自己的目标、梦想和愿望吗？比如说，你把生命奉献给了谁，命运抑或是其他人？

•你在等待合适的时机吗？不会有这样的时机的。那只是个借口，实际上你还是太害怕了，因为你没有面对你的恐惧。

•跟你的"胆小鬼"谈谈。告诉他，他会害怕并没有关系，但现在你必须做出决定，这样你们才能快乐。你接受他的恐惧并理解他，但你现在做出了一个重要决定，这关系到你们两个。把这一切都建立在积极信念之上。

通过这个练习，你可以一次又一次地将现有的、非理性的恐惧变成理性的恐惧。这样就削弱它们了，因为它们没有理由存在。你可以接受"胆小鬼"残存的恐惧，从而完全淡化它们。你的恐惧无法再妨碍你了。

消除罪恶感，让恐惧不再掌控生活

当我们有点害怕时，我们常常用内疚来避免恐惧或寻找恐惧的理由，在理智上为恐惧辩解，而不是去面对恐惧。这种行为也使我们回到了受害者的角色中，在这种角色中，我们放弃了自己的责任，而不是采取行动。

示例一：

"我很害怕去找另一份工作。我爸爸总是告诉我，人一辈子应该只干一份工作。"

父亲的言辞是基于他自己的信念和观点，而这些信念和观点引发了他的恐惧。这种态度不能简单地转移到别人身上。这是因为他自己无力应对恐惧，所以他把这个想法传授给你。他会想：

"如果我做不到，你也不能这样做。"

你害怕什么情况，却责怪别人来逃避这种现实？

"我害怕做 _____，是因为 _____（罪恶感和借口）。"

现在问问自己："我是否应该不考虑恐惧而是去做这件事？"

"对，我应该！我很害怕，但是没关系，我意识到我自己的恐惧阻碍了我。"

"_____（罪恶感）的信念和恐惧驱使我不这样做。"

"相反，我坦然面对我的恐惧。我要去安全地带，找到我的"胆小鬼"，并且告诉他，害怕是很正常的，没关系。"

通过感知和接受恐惧，你与"胆小鬼"保持了持久的联系。你对自己想要做的事情和取得的成就负责。

我们也常常为过去发生的事情责备自己。我们不能再改变已经发生的既定事实，但这种罪恶感引发的恐惧有时仍然困扰着我们。

示例二：

"我父亲和母亲离婚都是我的错。我让他们备感压力，他们被压垮了，最后不得不选择分手。"

事实是：

父母离婚并不是你的错。他们不知所措，但他们本可以获得帮助。尽管你觉得他们的分开归咎于你，但作为成年人，你知道很多其他事情也是责任的一部分。包括彼此失去了感情，某些触发的事情，恐惧、希望或者担忧。这些都不是你的错。

示例三：

"考试挂科是我的错。我把注意力集中到其他的事情上了，而不是专注学习，所以我没有获得能够赚大钱的工作。这使我害怕未来和失败。"

事实是：

你对自己的行为负责，但你并没有罪。没有人能够做出决定并影响你的行为。这意味着你已经做了有意识的决定。现在你必须对此负责。你现在可以做点别的了。比如复习准备考试，充分利用你的处境。

你会为过去发生的事情责备自己吗？在你的笔记本上写下至少三件事。

现在从成年人的角度看待这些情况：

·真的是你的错吗？还是有其他人对此负责？

别人做的决定由不得你，即使你想为此来承担责任。算了吧。专注你的生活，做你自己的决定。另一些人则不得不对自己的决定承担后果。

·真的是你的错吗？还是你自己对你的行为负责？

对此负全部责任。忘记发生了什么，好好利用现在。

你现在知道，你当时做出这些决定可能是因为你与"胆小鬼"失去了联系。

你的恐惧控制了你的生活。有了这个有价值的工具，你现在可以进入你的内心并问你的"胆小鬼"："你现在还怕什么？"然后告诉他，这都没关系。

他的恐惧是合理的！然后做你认为正确的事，你自己做决定，并承担责任。你从错误中吸取教训，为你的成功欢欣鼓舞。

小结

在第一章中，你学会了根据"胆小鬼"的信念做出
决定，这些决定包括保护"胆小鬼"免受痛苦的保护策
略。通过调整信念，你已经学会了如何增强自身的价值感，
从而削弱基础恐惧的有效性。

你已经学会了保护策略，现在知道每次使用什么能
力来避免接触你的恐惧，这些反复实施的保护策略加强
了你保护自己的认知。

你已经学会了正念的基本知识。你已经意识到，你
只能在当下感受到你的恐惧，为了做到这一点，你运用
了各种练习来减少对过去和未来的情绪投入。此外，你
可以简单地看待发生在自己身上的一切，包括紧张、思

考和感受，而不会去责怪它们。只是去简单地接受它们，最终消融它们。

你遇见了你的"内在成人"，感受到了"胆小鬼"的恐惧，从而与他建立了一种密不可分的关系。你已经把你的"胆小鬼"带到了安全地带，只有你、"胆小鬼"和"内在助手"能够被允许进入。

你已经学会区分投射和现实，并学会如何对自己的生命负责，消除产生的罪恶感。

第三章

行动：接受恐惧，与自我和解

在第一章，你学会了如何感受你的"胆小鬼"。注意身体反应。你已经了解了恐惧。你对"胆小鬼"的积极态度甚至会削弱恐惧。我想在本章中深化这些经验和见解。最后两章已经将你的一些基础恐惧相对化了，并且摒弃了旧有的保护策略。

在本章你将看到：

• 哪些危险是你并不想让"胆小鬼"接触的？

• 你如何通过接触你的"胆小鬼"来打破日常生活中的恐惧循环？

• 你如何进一步摆脱对"胆小鬼"的认同？

• 什么加剧了"胆小鬼"的恐惧，什么削弱了这种恐惧？

• 如何每天放松，这样你就可以降低自己的压力水平，尽量减少恐惧对生活的影响？

• 如何继续将本书的练习运用到你的日常生活中？

学会有效应对恐惧

　　你对恐惧的新态度与常人不同。有时候，其他人和你自己都会阻止你这样做，试图将你与这种联系分开。重要的是，你知道这些危险，这样你不仅可以揭露它们，还能削弱它们。因为你已经体验过与"胆小鬼"接触，这比对抗更加有效。你知道很多人不会与他们的恐惧建立良好的关系，因为他们的信念认同是通过他们孩童时期的错误经历建立的。

建立正面的自我风格

你的自我，就是你有条件的认知经历，在任何情况下，我都不希望你接触到你已经注意到的恐惧。既然你的负面自我风格也由你的消极信念组成，那么你已经通过将消极信念转化为积极信念而削弱了恐惧。通过将负面的自我风格转化为正面的自我风格，你进一步推翻了你的自我。

每次你的恐惧为你做决定时，你的负面自我就会感觉它作为"保护者"的角色被证实了，并成为以保护策略的形式出现的恐惧。不要证实它这样的打算，而是要同你的"胆小鬼"建立联系，接受他的恐惧，并且采取行动。

改变态度，可以停止恐惧循环

你可能完全认为，你无法对抗恐惧。基于这种信念和由此产生的恐惧认同，你试图通过寻找借口来克服恐惧。但是你并没有变得更快乐。通过对恐惧的认识，你现在知道自己无法行动，是因为你已经太过认同过去产生的负面信念。这些信念强化了你的基础恐惧。

由于缺乏信息和对恐惧的认同，你创造了一个由你的大脑的神经可塑性强化的恐惧循环。基于此，恐惧循环会让你的神经系统单向承受压力，并且会摧毁你所有的生存勇气、喜悦以及打破这个循环的希望。你被困住了，感觉受到了诅咒。你的命运似乎注定了不管你相信什么，这东西都会导致你痛苦和失落。没有什么能让你摆脱这种局面。

负面自我被这些恐惧和由此产生的感觉所滋养，例如愤怒、内疚、嫉妒、憎恨，通过不断重复这些感觉，主要是最初的恐惧。负面自我牢牢地抓住过去，它相信你就是你，不管你的经历怎样。但后来你意识到，通过接受事物的本来面目，你可以改变对事物的态度。你放弃了战斗，选择了顺从（与你的"胆小鬼"之间的分离）和接受（对"胆小鬼"的新态度）。

积极的信念能够产生"自我消融"

首先，你通过逐渐将你最认同的自我转化为积极的自我。你的自我觉察到了问题，但还无法抗拒，因为还存在解决问题带来的风险。但对削弱恐惧情绪（如愤怒、仇恨、埋怨和嫉妒等），你都建立了一种积极的态度。

通过正念的作用，你进一步削弱了你的负面自我。你剥夺了它的主导作用，即不断地评价、判断和无意识地控制自己。通过有意识的行为和思考，你继续分离了自我的无意识。通过接受你的恐惧，你会有意识地接受你的想法，甚至允许它们存在。你将自我看作最大的任务，并从中解放自己。

你不再与你的恐惧做斗争，而是接受它们，从而从自我中剥离它对问题的吸引力。它没有更多要处理的事情，自我实际上喜欢问题，并讨厌解决问题。通过你获得的这种意识，你进一步发展了你与"胆小鬼"的接触，并与他密不可分。此外，通过正念学习，你学会了对自己的感受和思想负责，从而对你的整个生活负责。

由于自我不再认同你的思想和感受，同时随着你认识自己，并进一步发展你的积极信念，自我认同也变得越来越弱。

形象、名声、知名度和物质实际上是自我喜欢认同的东西，但现在它太弱了。通过观察你的内在自我和对你的爱与欣赏，你不再依赖这些东西。

此外，你的积极信念大大增强了你的自尊心。这样你就不需要将自己置于他人之下，而这正是基于自我建立起来的。通过认识你和你的"胆小鬼"，你永远不会感到孤单。你身边总有爱你的人。因此，不再有必要对别人撒谎或扮演你的自我喜欢的角色了。

你不会执着于过去，因为你注意到过去所有的负面情绪都只是你改变的态度，也不会等待将来的改变。你对自己的生活很满意，因为你认为你可以在自己认为正确的道路上掌控它。

通过自我的消融，你对未知事物的恐惧也随之消融，比如死亡和未来。死亡对你的自我来说意味着一个无法认同任何事物的情况，而这绝对是自我的噩梦。现在你不再认同任何事物，这种恐惧也随之消失了。因为即使在生命结束过后，我们也没有什么可以认同的东西。我们所取得的一切成果都将化为尘土。

自我消融的最后一步是过去。现在你知道生命中的一切都过去了。你不仅意识到你的恐惧，甚至在直接体验它。这让你感受到它又将要离去了。在过去，你的恐惧总是存在，因为你一直保持着它存在的状态。现在，通过消除恐惧，你了解到，即使在你生命中最糟糕的时候，如果你只是随它过去，而不执着于它，那么它最终会过去的。你的思想也是如此。你只是观察，而不强迫它们停留，那么它们最终就会消失。

你只是个有恐惧的人，仅此而已。

你不是你所经历的那样，也不是你将要经历的样子。你不是你的一个奖项、命令、功绩、证书；你也不是思想、感情；你既不是本地人，也不是外地人；你不是你所拥有的，你也不是你所失去的。你只是单纯的你。你努力不再去认同什么。然后就没有什么能被固化了，包括你的恐惧：

"我可以选择自我认同，其中包含痛苦、失控的恐惧，虚幻的安全、仇恨、妒忌、愤怒，成瘾，以及通过接触我的恐惧带来自我消融。随之而来的是自由、爱、满足和内在的财富。"

对他人行为的态度，可以体察恐惧

有些行为表明，你并没有真正接触到你的"胆小鬼"，或者失去了与他的联系。你照顾他，接受他的恐惧，但是你不能接受别人的恐惧。这让你意识到他仍然需要更多的锻炼，因为你责怪其他的人或事，同样会作用到自己身上。这就是一种投射，是心理学的基础之一。

别人有什么行为方式让你知道他们不想和恐惧有任何关系？

你在评判什么？

在你的笔记本上至少写出 5 项。

示例：

"他为什么不敢同任何女性说话，就逃走了？"

"如果你想赚更多的钱，为什么不换个工作？"

"我将站在你的立场上改变我的饮食习惯，否则你还会继续埋怨我。"

这些行为方式背后有哪些保护策略？

你可以使用什么样的关爱策略来削弱你的恐惧，从而实现你的愿望？

注意，你只是因为对方的行为而生气，或者你责备对方只是因为自己害怕，所以不敢这样做。告诉你的"胆小鬼"，他是可以害怕的。

拥有积极态度时，暂时回避别人

如果你对于新的生活，态度纵情享受，你周围的人可能会对此做出非常奇怪的反应。你知道他们也有自己的保护策略。当你有了"嘿，面对自己的恐惧完全有帮助"的新态度时，别人就会把你看作威胁。你知道人们会对自己和他人做最坏和最具破坏性的事情，来避免面对他们的恐惧。接受别人也有恐惧，并且很乐意你拥有了新的知识和思想的力量，你已经拥有了如此丰富的经历，并且已经通过自己来影响他人。

一旦你注意到别人正试图让你远离恐惧，这是因为他们认为接纳恐惧是非常危险的，那么我建议你暂时回避，去一个真正安静的地方。用言语表达是不够的。在这样的环境里，理性化是绝对不合事理的。你也许需要一些时间来告诉你的"胆小鬼"，你仍然跟他在一起，并且如果你的对手吓到了你的"胆小鬼"，也是没关系的。不要责怪你的对手，因为你以前也是这样的反应，这很正常。只是你的知识和经验改变了你对恐惧的态度。

或者你试图通过观察你的反应来忍受这种情况。对此，你必须活在当下。你需要意识到现在发生在你身上的事情，你触发了什么样的思想和恐惧，然后你从内心接受它们。忍受攻击需要绝对坚定的意识，你会感觉像是内心被撕裂了一样。你的自我想要做出反应，但是通过思考是不可能的。就简单地等待接下来发生的吧，不要做任何反应。几秒钟后，你会感觉到你的自我是如何"崩溃"的。你会注意到，不管是有意还是无意的攻击，并没有摧毁你的内心。

运用正念打破恐惧循环

很有可能，你会被拉回到恐惧的循环中，所以我想向你展示另一种方法，让你永远摆脱这种循环。在日常生活中，一旦你注意到恐惧，你就能感觉到自己的身体。为此，你需要运用在第二章中学会的正念态度。比如，我会这样做：

"我意识到恐惧是现在触发的，我觉得……（身体的恐惧信号，例如，呼吸问题等）"

我没有评判恐惧，我也不会去评判。我告诉我的思想：

"你好，恐惧。我很高兴你在那儿。"

我能感受到身体的恐惧症状是否正在改变。它们是不是越来越弱了?

没有? 我继续进入我的内心,到安全地带去,告诉我的"胆小鬼",我承认他很害怕,并接受他的恐惧,完全没问题。

有? 我把注意力集中在身体的恐惧信号上。我觉得它们被接受后就变弱了。我继续不去评判,而只是感知。我没有感受到恐惧。

不管现在身体上或精神上的痛苦有多大的破坏性,我都感受它,经历它。我曾经有过这样的一段经历,那就是什么也没有在我身上发生。我知道现在没有什么危险。我知道我的"胆小鬼"需要我认真地接受他。我不觉得"哦,恐惧! 现在我不能这样"这样想是对的,因为这样只会加深恐惧,并再一次把我推向恐惧的深渊。这并不能消除恐惧。它会在别处显现出来。我只是去感受,直到这种感觉逐渐消退。

拒绝标签，不再认同恐惧

　　为了继续打破恐惧循环，我想向你们展示如何不再认同恐惧。恐惧是一种感觉，如果你认同这种感觉，那么你就变成了这种感觉（身体症状、持续的焦虑、恐慌、焦虑障碍等）。

- 认同："我很害怕。"
- 不认同："我感到恐惧。"

　　当你读到"我很害怕"或"我感到恐惧"时，你也许会觉得没有什么不同。几乎没人会说"我感到恐惧"，但这样是不对的。这只能再次表现出很少有人能真正接受他们的恐惧。你不害怕，你只是一个人，或者说是具体的男人或女人。打上标签总能让你认同你认为自己是的样子，感觉标签会导致与感觉对应的认同。

给"胆小鬼"写第 3 封信

在第一章和第二章中，你分别写了一封信给你的"胆小鬼"，现在请再写一封信给他。

比如：

• 很高兴你已经有了如此宝贵的经验。

• 很高兴你能够认识他。

• 感激你们之间的这段关系。

• 抱歉让他一个人独自待了这么多年。

用你自己的话来写下你此刻的感受。

避免恐惧放大的 4 种方式

为了更好地描述和理解，我想在这里向大家展示，为了避免进一步放大你的恐惧，你应该避免什么。

1. 积极的思考

尽管有恐惧，但积极的思考能取代恐惧，并再次强化恐惧。所以，不要告诉自己"它还会卷土重来"或"你不需要害怕"。害怕是没有关系的，这是你现在应该知道的。如果你说服自己这是不好的，你会不断地把恐惧从你身上赶走，并向你的自我确认最好远离恐惧。

2. 鼓励 / 分心

如果你觉得"胆小鬼"只是想引起你的注意，那么就不要分散注意力或给自己打气。这种行为只是源于你不想面对"胆小鬼"。不要逃避你的恐惧，而是要进入你的内心，去安全地带，问问你的"胆小鬼"他现在在害怕什么。

告诉他这种恐惧没什么大不了的。你不能阻止他的这种恐惧。他完全没事。

鼓励或分心并不能消除你的恐惧。它们可能不再存在于你的感知中，但是你的潜意识会继续试图吸引你的注意力。它会引发生理上的感受，或者你会感到心情沮丧。你会无缘无故地生气。抑郁的感觉是剧烈的，而且会带来越来越多的问题，它从来没有达到目的。

3. 沉默

尤其是那些抑郁症患者，他们总是保持沉默。沉默和反思的区别在于，沉默是一个没有结果的向下螺旋，并且只会使你更加悲伤。但是反思却是一个良性的过程，反思的意图是为了找到解决问题的办法。

•闭上眼睛，注意你现在已经陷入沉默。你意识到你的想法在"形成一个螺旋"。你不用去评判它，只是感觉这些想法正在环绕着你。

- 认识到，只要你去感知，就能发现思想来来回回。如果你太认同它们，那么这些思想就会根深蒂固。如果你任其不管，它们就会消失。

- 认识到，当你只是观察那些想法时，头脑中的沉默就会越来越频繁。

- 认识到，有时候你在几秒钟内完全没有思考。

- 心里想想："我的下一个想法是什么？"在几秒钟内你不会有任何想法。不要等待下一个想法的出现，而是把问题抛出。意识到你的大脑正在寻找一个想法。

- 一旦一个想法形成，再想一想："我的下一个想法是什么？"并感受你脑海中的沉默。

- 睁开眼睛，回到现实。

4. 怀疑

你是否有时会怀疑自己是否接受了恐惧？这是可以理解的。当然你也有可能一辈子不会出现这种情况。对你来说，这可能不是事实，比如"汽车需要汽油才能发动"，所以我才解释了恐惧的作用。这样，接受恐惧对你来说就不再是天方夜谭了。

另一方面，你只相信你真正看到的吗？你已经感觉到，如果你欢迎恐惧而不是把它推开的话，恐惧就会消退。这不是巫术，也不是精神上的特质，而是将恐惧作为"胆小鬼"，带入一个崭新的环境中。

你没有"胆小鬼"，但这不是重点。我们人类相信一些我们甚至没有经历过的奇特事物，并且如此强烈地坚持着，以至于我们整个生活都被其引导。我们接受它的工作方式，并尽可能地理解它。

"如果我不明白呢？"那么就在你觉得有必要的时候，试着弄清楚它是如何起作用的，或者只是接受它的存在，就像你接受太阳"升起和落下"一样。你理解这个原理是因为你之前经历过。你不会质疑它，即使你甚至不能证明这个事实。

有些事情我们就是无法控制，但我们仍然可以接受它们。你应该这样做，在尤其是那些能给你带来巨大好处的事情上，比如在恐惧的影响下工作。然而我们往往会提出很多疑问来反思，而这正是我们的责任。我们尝试去理解并回答这些疑问，或者相信这样的运作规律并其自我怀疑。这并不会影响什么。

哪些事情你不会感到怀疑，而只是去接受这一现实？

当我提出这些见解时，我别无选择，只能相信它是对的。我可以这样做：

- 惊慌地攻击
- 焦虑障碍
- 身心障碍
- 抑郁
- 倦怠
- 恐惧
- 不满

或者：接受它的运作方式并尝试一下。一次又一次地尝试。

难怪当初我没有询问自己这个问题。虽然自我怀疑让我觉得对恐惧有了些效果，难道就有必要坚持怀疑下去吗？

所以，在精神病院待了两个星期以后，我和我的"胆小鬼"谈了谈心。我并不觉得自己是个"疯子"，因为我知道自己和这里的其他人一样，有真正的精神问题。如果你是参与者，这种贬低就不会发生作用。所以，"与自己谈心"并不是一件让我更担心的事情，反而能逐渐地鼓励我振作起来。

一旦恐惧发作，我便在脑海中走近我的"胆小鬼"，问他发生了什么事。他害怕未来，我就告诉他，这没关系，我会支持他，他可以感到害怕。这样恐惧就消失了。

当我的身体症状折磨着我的时候，比如脖子疼，感觉像是有人在用斧头猛击我的脖子，尽管痛苦得要命，我还是会走进去，问我的"胆小鬼"他怎么了。他在担心找不到工作。

我告诉他，这没问题，我不会阻止他的这种恐惧，我会一直陪着他。然后，疼痛消失了。

当我在公共汽车上焦虑症发作时，我也跑去见我的"胆小鬼"，问他到底怎么了。他害怕变得贫穷，我再次告诉他没关系。恐惧消失了。

我不再焦虑，因为我终于意识到这样之后我感觉好多了。每次我都对自己说话，直到症状、恐惧或担忧消失。

恐惧总是原因！

2 周后，我不再感到焦虑或恐慌。

6 周后，我的身体症状已经减弱到了最低程度。

8 周后，我的抗抑郁药可以减少到最小剂量了。

从理性的角度来看，我明白这些疾病的恢复速度并不常见。在这时，我已经有超过 5 年感觉到自己的身体症状，两年的抑郁症和 5 个月的焦虑症。八周后居然就通过"思考"而好转了？

帮助我的心理学家、精神病学家和治疗师至少和我本人一样惊讶。随后，我给他们展示我的自我分析，我的行为治疗发现，并分享我的信息状态。在一片安静中，我被宣布可以出院了。

3 项练习，削弱内心的恐惧

你知道恐惧管理的基础，即接受"胆小鬼"的恐惧。此外，你通过第二章学习的各种练习来削弱你的恐惧。基于这些基础，我想向你们展示一些进一步削弱恐惧的练习。

1. 活在当下

通过正念练习，你已经学会了如何活在当下。此外，我们将在群体练习中培养活在当下的存在感，这样你不仅可以体验到自我的存在，还可以去享受它。

• 闭上眼睛，吸气 4 秒钟，屏住呼吸 2 秒钟，呼气 8 秒钟。重复 5 次该练习。

• 到你的安全地带，问问你的"胆小鬼"现在在害怕什么。接受他的恐惧，并告诉他害怕也是没关系的。

• 问问自己："我是谁？此刻的我又是谁？"

• 问问自己："现在的我处于什么时候？当下我存在于什么样的时间内？"

• 问问自己："我在哪里？这一瞬间我又在哪里？"

• 问问自己："我感受到了什么？我现在感觉到了什么？"

• 问问自己："我还有什么问题？此刻我有什么问题？"

• 睁开眼睛，回到现实。

2. 削弱被拒绝的恐惧

你知道害怕被拒绝的保护策略就是适应。如果你认为自己经常遵从大众认为正确的事情，并且想要改变这一点，那么我这里有一些相对激进的方法，来进一步削弱你对被拒绝的恐惧。

• 在咖啡馆 / 餐厅的地板上尝试躺 10 秒钟，并保证这一切都能顺利执行。

• 用圆珠笔在额头上画一个正方形，离开自己的房子。接受"你额头上有东西"的想法，并回答"对，我知道"。避免屈服于人群的催促而擦掉正方形。

- 在许多人出席的场合中迟到。

- 坐在餐厅里并看菜单超过 20 分钟，什么都不点。

3. 宽恕

如果我们能够原谅一个人，那么只有在我们不再害怕再次被这个人伤害的时候，我们才会选择原谅他。宽恕往往导致压抑的愤怒，这加剧了恐惧。原谅一个人可能是你能做的最困难的事情，但是你会省去很多痛苦。

要意识到，其他的事物会提醒你注意在某个时候引发的痛苦。

如果你使用你的保护策略，那你这样做只是因为在某个时刻，你的痛苦被触发了，而这种痛苦需要被保护。只有承认并接受这种痛苦，它才能够得到解决。如果你使用其他的保护策略，那么不要对这些人生气，因为毕竟他们不是你采取保护策略的原因。

相反，要感谢那些将你引向痛苦的人。他们对你很有帮助。发自内心地感谢他们，认清你的痛苦并接受它，尝试找到触发痛苦的原因。

你是否需要继续将消极的信念转换为积极的信念？或者将相对应的自我风格转换？像侦探一样发现问题。但是，要经常发觉自我，因为真正的触发因素，即造成痛苦的人，已经无法挽回这种痛苦了。你必须要学会自己去处理。

结尾

　　这本书几乎是我在接纳恐惧的所有失败过程中的经验结晶，使我能够减少焦虑、更加快乐地度过一生。这也是本书的主要目的，因为恐惧的生活最终代表了你仍能够实现自己的价值。在恐惧的驱使和迫害下，你不会拥有一个冒险、抓住新机会、实现自己的理想而不追求他人的成就的生活。

　　这是一种你认为自己会犯错的生活状态。你不是在期待，而是明白这是注定会发生的。你从中学习如何爬起来，继续前进。

　　你不会期望别人总是对你的选择和言辞感到满意，你接受他们的意见和愤怒，正如你所知道的，这是他们恐惧的结果，就像你能够接受自己的恐惧一样。

你没有为自己辩护，也不必为自己辩护，只需要表明你在乎自己的生活。那些不明白这一点的人应该想想自己在生活中的位置。

你要生病了。只有在今天，你才能做出明智的决定，对你的健康产生积极的影响。你不能为你无法控制的其他疾病做好准备。所以，好好享受你健康的每一天吧。

你知道总有一天你会死去。这不是一种选择，而是一个事实。你的生活只是向最终等待你的结果的过渡，也就是你迄今所做的一切的消解。问问自己，是想留下什么，还是想很快被遗忘；问问自己，把每一天都当作你最后一天生活是不是更好。因为有可能确实是这样。

你唯一不需要准备，但可以积极塑造的，就是你的存在。只有此刻你才有影响力。只有在这里你才能够做出有意识的决定。只有在这里你要么选择过充满恐惧和忧虑的生活，要么选择过充满欢乐和满足的生活。

明智地做出决定吧。

致谢

感谢我的祖母克里斯特尔·格罗汉斯，她不仅在我生命中最黑暗的时候向我敞开怀抱，而且在我无法照顾自己的时候包容我。你给了我你所能给的一切，甚至更多。你是我见过最善良的人。要不是因为你，我今天也不会走到这一步，我将永远缅怀你。

感谢我最好的朋友凡妮莎，她在我最黑暗的时候陪伴着我。她不怕在和我打交道时做错事，但她也非常敏感。她试图理解我的困难，并给我希望，让我认为一切都会好起来。那时她尽量做到不给我产生影响和困扰，但这种无私恰恰让我感觉自己并不孤单。

感谢我的父亲安德烈亚斯，他试图将我的痛苦降至最低，虽然结果事与愿违。我已经学会了如何战胜这种痛苦。如果我没有这段经历，就不会成为现在的我。

感谢迈克·赫尔维希和苏珊娜·胡恩，他们通过对内在小孩的经历和洞察力，把我带到了一个我必须了解的新世界，铺平了我前进的道路。

感谢阿雅·伯拉姆，他的佛学教义向我表明，苦难、恐惧和其他所有情感都是一种积聚，我只能通过正念来解决。

感谢埃克哈特·托利，他关于自我的教导让我的生活走上了一条完全不同的道路。在工作的同时，我能够通过恐惧来释放自己，从那些让我更痛苦的事情中解脱出来，并解决了数百个永远不会让我快乐的问题。

感谢社会教育学家克罗尔女士，她以解决问题为导向，通过直接的方式解决了我从来不敢面对的困难。她帮助我认识到社交能力意味着什么，从而极大地丰富了我的生活。

感谢心理学家欧里希女士、哈森斯塔布女士和戴尔沃女士，以及精神病学家休特博士、斯塔尔克内希特博士、施耐克博士和塞茨博士。他们总是将我当作健康的人看待，而不是病人。他们认真对待我的问题，并让我得到了发展所需要的空间。我过度的自我治疗从来没有被他们嘲笑，而是一起改进并提升，有时也必然被抑制。他们给了我非常重要的专业支持，我将永远感激他们。

感谢我的继母、母亲、高中同学和其他一些人，他们曾几次短暂剥夺了我的快乐，甚至差点剥夺了我的生命。通过你们，我意识到了一些事情。例如，痛苦总是由一个人传递给另一个人。一个人通过贬低来感知到的自我价值是一个有用的短期工具，但它从来不会引导一个人走向他真正想要的生活。痛苦不能通过毒品、暴力甚至仇恨解决，而只能靠爱、感恩和满足来解决。我对你们感到深深的同情，并希望在某个时候，你们也能找到内心的平静。

Yu zi wo he jie = Sei ein Angsthase!